母婴护理技能操作实用教程

主　编　**周立蓉**（成都职业技术学院）

　　　　徐晓梅（成都大学附属医院）

　　　　刘　陶（四川省眉山市人民医院）

副主编　**贺晓春**（四川省妇幼保健院）

　　　　缪礼红（成都职业技术学院）

　　　　李文华（成都大学附属医院）

　　　　刘雪萍（四川省眉山市人民医院）

参　编　（按姓氏汉语拼音排序）

　　　　贺　雨（成都大学附属医院）

　　　　李　望（成都职业技术学院）

　　　　罗　丹（成都职业技术学院）

　　　　卿晓英（成都大学附属医院）

　　　　魏容容（成都职业技术学院）

U0234789

北京理工大学出版社

BEIJING INSTITUTE OF TECHNOLOGY PRESS

内 容 提 要

本书根据护理及助产专业人才培养目标、产科及产房护理工作岗位需求，以及妇女在孕期、分娩、产后三个阶段的护理需求，将内容整体设计为三个模块：孕期管理（孕妇监测及胎儿生长安全监测）、接生管理（产妇管理及新生儿管理）、产后管理（产妇康复、婴儿喂养指导及健康促进），编写设计了实训任务导入、知识链接、实训目标、实训任务分析、实训流程、实训视频、考核评价、实训反思、拓展学习九个环节。一步一步引导学生去探究知识和技能。

本书主要作为护理、助产相关医护专业的教材，也可供相关行业从业者参考使用。

图书在版编目（CIP）数据

母婴护理技能操作实用教程 / 周立蓉，徐晓梅，刘陶主编 . -- 北京：北京理工大学出版社，2023.12

ISBN 978-7-5763-3309-1

Ⅰ.①母… Ⅱ.①周… ②徐… ③刘… Ⅲ.①产褥期－护理－高等学校－教材 ②新生儿－护理－高等学校－教材 Ⅳ.① R714.61 ② R174

中国国家版本馆 CIP 数据核字（2024）第 081079 号

责任编辑：王梦春		**文案编辑：**闫小惠	
责任校对：周瑞红		**责任印制：**王美丽	

出版发行 / 北京理工大学出版社有限责任公司

社　　址 / 北京市丰台区四合庄路 6 号

邮　　编 / 100070

电　　话 /（010）68914026（教材售后服务热线）

　　　　　　（010）68944437（课件资源服务热线）

网　　址 / http：//www.bitpress.com.cn

版 印 次 / 2023 年 12 月第 1 版第 1 次印刷

印　　刷 / 河北鑫彩博图印刷有限公司

开　　本 / 787 mm×1092 mm　1/16

印　　张 / 14

字　　数 / 319 千字

定　　价 / 92.00 元

前言

Foreword

　　本书编写基于深入推动习近平新时代中国特色社会主义思想和党的二十大精神进教材，落实立德树人根本任务，推动健康中国建设、产教融合，对接生育支持政策体系的新知识、新技术、新工艺和新规范，深入挖掘医者仁心的思政元素，适应模块化、任务式教学模式改革需要，由周立蓉教授带领编写团队编写的新形态教材。

　　本书整合妊娠、分娩及产后各阶段针对孕产妇与胎婴儿两主体的监测技术项目，序化实用性强的护理操作技术，用实操技术及仿真技术等进行呈现，引导学生及专业人员学习母婴护理方面所需要的知识及护理实用技术。旨在帮助护理人员掌握专业的护理知识和技能，提升护理的专业性和科学性，从而提高母婴护理的质量；规范母婴护理的流程和方法，优化资源配置，提高工作效率，为母婴护理中心提供高效、便捷的服务。同时，作为一种实用教育资源，希望本书为准爸妈们提供一些参考，解决新生儿的日常护理、日常喂养、饮食调整、疾病预防等多方面的问题。

　　编写团队成员分工情况如下：周立蓉编写绪论、实训项目 2-1-4、3-1-2、4-1-1；贺雨、徐晓梅合作编写实训项目 2-1-1、2-1-2；徐晓梅编写实训项目 4-1-2；刘雪萍、贺晓春合作编写实训项目 2-2-1；刘陶、贺晓春合作编写实训项目 2-2-2；刘陶编写实训项目 2-2-3、2-2-4；缪礼红编写实训项目 3-2-1、3-2-2、3-2-3；李文华编写实训项目 2-1-3、3-1-1、3-1-3、3-1-9；刘雪萍编写实训项目 3-1-4、3-1-8；罗丹编写实训项目 3-1-5、3-1-6、3-1-7；李望编写实训项目 3-2-4、3-2-5、3-2-6；魏容容编写实训项目 4-2-1、4-2-2、4-3-1、4-3-2、4-3-3；卿晓英编写实训项目 3-1-10。周立蓉、徐晓梅、刘陶、李文华负责统稿。

本书可供全国高等学校高职高专护理专业、助产专业学生使用，也可作为教师参考用书。本书在编写、审定和出版过程中得到各参编单位和专家的热情指导和帮助，在此表示诚挚的感谢！

由于编者水平有限，教材编排、内容选取难免有疏漏和不当之处，敬请广大读者批评指正。

编　者

目录

Contents

模块一

绪 论

任务 教材性质及定位认识

一、教材定位

面向临床产科、产房、社区护理工作岗位，培养具备对孕产妇、胎儿、新生儿充分的爱心、同理心、责任心、耐心和慎独的职业精神的人才。本书在编写技能操作时，落实课程思政，确定素质目标、知识目标和技能目标，思政引导教材内容。

通过本书的学习，学生掌握孕产妇专科护理与健康教育的技能，可以对高危孕产妇进行孕期监测、分娩期护理和产褥期护理，能够与产科、新生儿科医生密切配合，对孕产妇实施整体护理；同时，培养学生热爱生命、尊重个人隐私的职业素质，为进入临床毕业实习打下基础。

二、教材紧密衔接课程

本教材对接护理专业核心课程"妇产科护理"和助产专业核心课程"助产技术"中的技能操作，如孕期保健、四步触诊、胎儿宫内监测、自然分娩技术、产钳术及多种难产助产技术；对接护理专业和助产专业核心课程"儿科护理"的实训内容，如新生儿急救技术、新生儿脐部护理等；还对接 1+X 母婴护理职业技能等级证书初、中级内容，如产后康复操、婴儿抚触、婴儿手指操、母乳喂养、婴儿人工喂养指导等。

1. 整体设计教材，序化实训内容

根据护理及助产专业人才培养目标、产科及产房护理工作岗位需求及妇女在孕期、分娩、产后三个先后阶段的需求，本书用三个模块，即孕期管理（孕妇监测及胎儿生长安全监测）、接生管理（产妇管理及新生儿管理）、产后管理（产妇康复、婴儿喂养指导及健康促进），按照三维学习目标、内容思维导图、学习任务、学习反思、过关测试五个环节构建整体感。

2. 贴合学生学习规律，设计实训环境

根据高职学生喜欢挑战性学习、探究，适合引导的特点，实训教材编写设计了实训任务导入、知识链接、实训目标、实训任务分析、实训流程、实训视频、考核评价、实训反思、拓展学习 9 个环节，一步一步引导学生去探究知识和技能。

三、教材内容

1. 内容紧扣临床实践指南，校企合作共建教材

校企双元合作开发团队通过集体研讨、交流，查阅相关国家标准、临床实践指南、行业标准等，统一思想，达成共识，从孕妇管理、产妇管理、产后管理三个阶段对孕妇和胎儿、新生儿的需求进行整理，编写教材，体现校企协同、产教融合优势。编写过程中，通过案例导入、知识链接、拓展知识等形式聚焦行业发展新趋势，融合母婴护理新知识、新技能，提高学生母婴护理规范和标准意识。

2. 结构体系

三个阶段的管理即孕妇管理、产妇管理、产后管理作为三个模块，每个模块按照照护对象细分为孕妇、产妇和胎儿、婴儿，再按照照护对象的需求细分为 31 个实训项目。

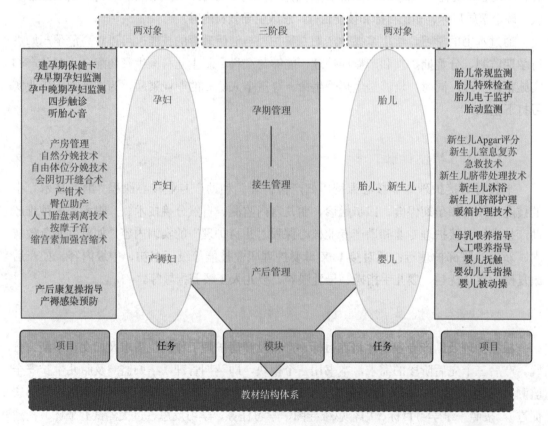

3. 栏目设计

教材编写以任务为导向，校企合作编写团队设计栏目共9个，相互呼应，形成闭环。

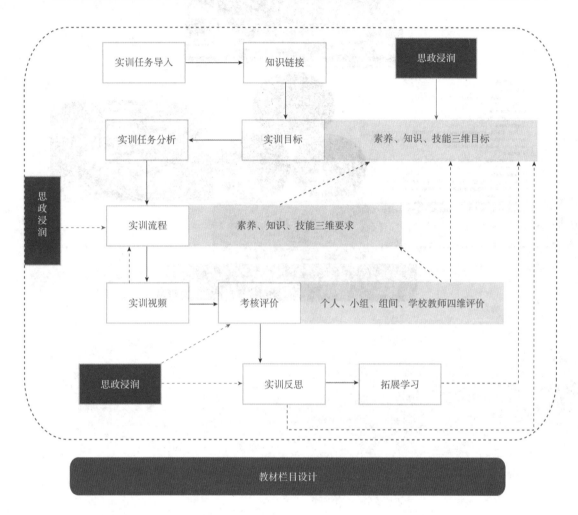

四、教材特色

本实训教材主要特色为"理—实—虚"结合，实现实训目标，以线下线上结合实施操作，以纸质结合线上资源进行教材内容呈现。

"理"是针对学习者掌握技能所需要知识储备，通过文字描述和微课，使学习者进一步掌握知识。"实"是临床实际操作，包括部分视频和照片，实际操作的内容安排也是按照最新行业标准等要求而进行。"虚"是对实际拍摄难度大的内容，利用虚拟仿真操作进行代替。教材通过"理—实—虚"结合，充分展示知识、技能，引导学习者多维度学习母婴护理实训内容。

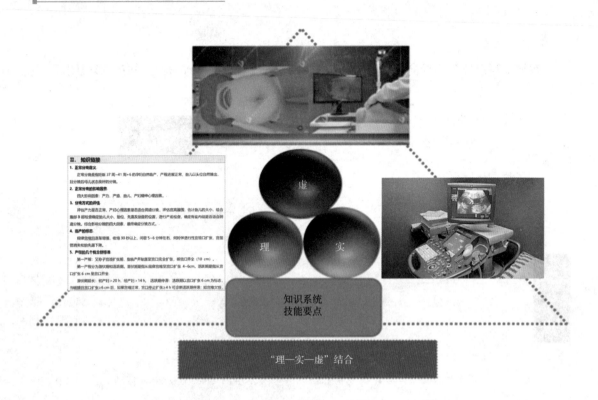

模块二

孕期管理

任务一　孕妇监测

实训项目 2-1-1　建孕期保健卡

Ⅰ.实训任务导入

【案例】魏某，女，29 岁。以"停经 10 周"于 8 月 10 日 13 时来医院门诊建卡。

　　　　孕妇填好孕产妇保健卡等表格交给护士，进入诊室。

【问题】1. 建卡的意义有哪些?

　　　　2. 建卡的步骤包括哪些?

Ⅱ.知识链接

一、建卡定义

　　建卡，就是受孕期间到当地妇幼保健院或医院所建立的产检档案，相当于孕妇和胎儿在孕期的一份健康记录，既方便医院对孕妇孕期检查项目、信息数据情况的跟踪，也方便医院对孕妇产后的费用报销。除此之外，有了这份档案，还能保证孕妇在生产时，医院一定可以接收。建卡分"小卡"和"大卡"。

　　小卡：在受孕 12 周前建立，可以到居住地的卫生所或所在区域医院建卡。

　　大卡：在确定生产的医院办理，是医院对孕妇进行产检的记录，小卡可以转入生产医院。

二、建卡时间

　　在确认受孕后的前 3 个月，一般是在做完第一次检查之后，也就是说建卡的时间通常在孕期 8 ～ 12 周，只要确诊胎儿在宫内，有胎心和胚芽就可以建卡。

三、建卡意义

　　（1）可以定期检查，并且有全程的记录，以便医生更准确详细地了解孕妇和胎儿在整个孕期的情况；

　　（2）监测胎儿的生长发育情况，如更换产检医院时，也可以很好地衔接，有利于医生判断胎儿的情况；

　　（3）临产时，医生也会根据档案中的记录和孕妇的身体情况决定顺产还是剖宫产；

　　（4）可记录孕妇的身体情况和疾病信息，对比身体状况的变化，如有异常发生，可及时通过查询档案进行对比。

Ⅱ.知识链接

四、建卡流程及就诊内容

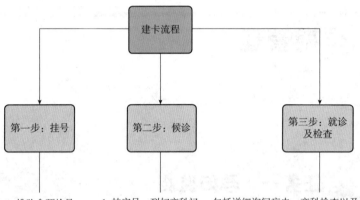

1. 排队拿预检号
2. 挂号

1. 挂完号，到妇产科门诊室等候，将病历卡、填好的表格等材料交给护士
2. 等待进入诊室

包括详细询问病史、产科检查以及必要的辅助检查（化验）
1. 病史：年龄（小于18岁或大于35岁妊娠均为高危因素）、职业（职业可能影响母儿不良结局的风险增高）、本次妊娠经过（有无早孕反应，药物毒物接触史，母体情况）、推算及核实预产期（一般由LMP推断，月经不规律者由彩超推算）、月经情况、家族情况、丈夫健康情况；
2. 产科检查：听胎心，量宫高、腹围；
3. 相关辅助检查：血常规、尿常规、血型、生化全套、乙肝、艾滋病、梅毒、地中海贫血筛查，早孕期超声检查，另外根据医院不同，也存在一些备查项目，比如丙肝、甲状腺功能筛查等。

这一系列做完，将结果拿给医生，医生根据情况做好记录，即表示大卡第一次产检结束，并会在结束时发放孕期保健资料，告知其下次产检时间及孕妇学校开班时间。

Ⅲ.实训目标

素养目标	知识目标	技能目标
1.具有临床评判性思维 2.具有爱心、耐心、责任心 3.具有团队协作意识	1.描述建卡的意义 2.描述建卡的步骤	1.能予以孕妇孕期营养指导 2.能进行孕妇艾滋病、梅毒、乙肝筛查，母婴传播及阻断宣教 3.能协助医生采集建卡信息

Ⅳ.实训任务分析

重点	难点
1.准确收集信息 2.完善归纳建卡信息 3.对孕妇要耐心	1.孕期营养指导 2.传染病宣教

续表

Ⅴ.实训流程			
步骤		操作说明及注意事项	素养提升
操作前准备	环境准备		一人一诊,光线明亮,室内温度在 18 ～ 22 ℃,湿度为 50% ～ 60%,空气清新、爽洁,环境舒适
	物品准备		门诊病历袋、孕产妇保健卡、首次检查单、孕产妇风险评估表、回形针
	操作人员准备		洗手、戴口罩、穿工作服、戴头花

准备用物时,要细心、全面

V.实训流程			
步骤		操作说明及注意事项	素养提升
操作前准备	患者准备	门诊挂号，空腹前来，携带身份证、医保卡、宫内早孕超声检查结果	准备用物时，要细心、全面
一般健康史	年龄	年龄过小易发生难产；年龄过大易发生妊高征、产力异常、先天缺陷儿概率增加	询问病史过程中对孕妇及家属足够的尊重，同时保护孕妇的隐私
	职业	了解有无接触过不良理化因素	
	既往史及手术史	有无高血压、糖尿病、结核病、血液病、肝脏病、甲状腺功能亢进或低下代谢性疾病、遗传病、过敏；有无腹部外伤史和手术史	
	家族史	有无高血压、精神病、肾炎、遗传性疾病、双胎妊娠、畸形等。若有遗传病家族史，应进行遗传咨询和产前筛查	
	月经史	了解初潮年龄、月经周期和经量，有无痛经和末次月经时间，计算预产期	
	丈夫健康状况	了解丈夫年龄、职业、有无遗传疾病及烟酒嗜好	
产科健康史	既往孕产史	了解既往的孕产情况及分娩方式，有无流产、早产、难产、死胎等，有无异常分娩，新生儿情况	询问中要关注孕妇的反应，做到细心、耐心
	本次妊娠情况	本次妊娠后是否服药，早孕反应出现时间、严重程度，胎动时间，有无阴道出血、阴道分泌物异常等表现，有无腹痛、发热、心悸、呼吸困难等，有无吸烟、饮酒嗜好，有无放射性接触、病毒感染、疫苗接种等	
	预产期的计算	平素月经规律，根据末次月经进行推算预产期	

V．实训流程		
步骤	操作说明及注意事项	素养提升
相关检查	全身体检		观察孕妇身高、营养、精神状态。了解心肺功能及肝脏情况，测量血压、体重，注意脊柱及骨骼有无异常，检查乳房发育情况	
	产科腹部检查：视诊		观察腹形及皮肤情况	为孕妇检查过程中，关注孕妇的安全，对检查做好解释工作，有耐心、爱心，取得孕妇的充分配合
	实验室检查		评估孕妇血尿常规、肝肾功能、病毒性肝炎抗原抗体检测，以及有并发症时的相应检查	

Ⅴ.实训流程			
步骤		操作说明及注意事项	素养提升
相关检查	B超	 B超显示宫内受孕，并见胚芽和原始心管搏动	为孕妇进行检查中，关注孕妇的安全，对检查做好解释工作，有耐心、爱心，取得孕妇的充分配合
操作后处理	整理用物	 污物分类处理，并整理门诊用物，保持清洁	爱惜用物、热爱劳动
	健康教育	对家属及孕妇进行健康宣教，注意休息与活动的调适，保持心情愉悦，有任何不适及时告知	对孕妇给予身心方面的关爱

续表

Ⅵ.考核评价
个人评价
小组评价
组间评价
学校教师评价

Ⅶ.实训反思
1.操作中与患者沟通要点有哪些? 2.拟出操作流程的思维导图。

Ⅷ.拓展学习
如遇一孕妇传染病检测显示 HIV(＋),她可以建卡吗? 如果可以建卡,那应该为孕妇进行哪些宣传教育呢?

实训项目 2-1-2　孕早期孕妇监测

Ⅰ. 实训任务导入

【案例】李某，女，26 岁，已婚，平素月经规律，末次月经 12 月 14 日，在家自行使用早孕试纸检查提示阳性，因"停经 42 天，恶心、呕吐 3 天，加重 1 天"来妇产科门诊检查。

医生及护士进行评估与检查。

体格检查：T 36 ℃，P 84 次 /min，R 20 次 /min，BP 128/78 mmHg[①]。身高 165 cm，体重 52 kg。

辅助检查：血常规检查正常，电解质结果血清钾 3.6 mmol/L，血 HCG 结果值 16 000 IU/L，B 超提示宫内单活胎。

【问题】1. 现李女士处于妊娠早、中、晚三个时期哪一个时期？

2. 李女士可以通过哪些检查来判断是否受孕？

3. 针对李女士的早孕反应，应做哪些健康指导？

Ⅱ. 知识链接

一、妊娠定义

妊娠是指胚胎和胎儿在母体内生长发育成熟的过程。

二、孕期早期监测意义

孕期早期孕妇监测的意义包括：明确是否受孕，是否异位妊娠或其他疾病；明确单胎还是多胎妊娠，协助判断孕周；早期发现不良妊娠，如胎死宫内、严重胎儿畸形等，有助于临床及时进行相关处理。

三、相关检查

1. 妊娠试验

利用孕卵着床后滋养细胞分泌 HCG，并经孕妇尿中排出的原理，用免疫学方法测定受检者血或尿中 HCG 含量，协助诊断早期妊娠。

尿 HCG 检测试剂盒（胶体金法）检验结果解释：

阴性： 测试区仅出现一条紫红色线（对照线 C 线），即表明为阴性；

阳性： 测试区出现两条紫红色线（对照线 C 线和检测线 T 线），即表明为阳性；

无效： 测试区无紫红色线出现或仅出现一条紫红色线（检测线 T 线），表示检测失败或试剂盒无效，应重新测试。

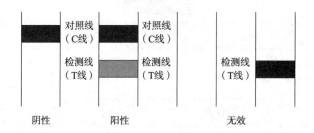

不同时期血清HCG对照表

妊娠周数	正常值（IU/L）	风险
孕 0.2 ~ 1 周	5 ~ 50	此时血液中 HCG 值几乎没变化，暂不考虑风险
孕 1 ~ 2 周	50 ~ 500	隔 2 天抽血一次，结果 β-HCG 的增长不应小于 66%，若增长缓慢则应考虑异位妊娠等可能
孕 2 ~ 3 周	100 ~ 5 000	隔 2 天抽血一次，结果 β-HCG 的增长不应小于 66%，若增长缓慢则应考虑宫外孕等可能

① 1 mmHg=133 Pa。

续表

Ⅱ. 知识链接

（续表）

妊娠周数	正常值（IU/L）	风险
孕 3 ~ 4 周	500 ~ 10 000	隔 2 天抽血一次，结果 β -HCG 的增长不应小于 66%，若增长缓慢则应考虑异位妊娠等可能
孕 4 ~ 5 周	1 000 ~ 50 000	孕后 35 ~ 50 天 HCG 可大于 2 500 IU/L，若低于该值，则可能有先兆流产风险
孕 5 ~ 6 周	10 000 ~ 100 000	突然大幅回落，需要警惕胎儿宫内发育迟缓或妊娠疾病等
孕 6 ~ 8 周	15 000 ~ 200 000	突然大幅回落，需要警惕胎儿宫内发育迟缓或妊娠疾病等
孕 2 ~ 3 月	10 000 ~ 100 000	达到峰值并部分回落

2. 超声检查

超声检查是检查早期妊娠快速准确的方法。阴道 B 超较腹部超声可提前 1 周诊断早孕，其最早在停经 4 ~ 5 周时，宫腔内可见圆形或椭圆形妊娠囊。停经 5 周时，妊娠囊内可见胚芽和原始心管搏动，可以诊断为宫内妊娠活胎。用超声多普勒胎心仪在子宫区域，能听到有节律单一高调的胎心音，胎心率为 110 ~ 160 次 /min。

3. 宫颈黏液检查

宫颈黏液量少、黏稠，拉丝度差，涂片干燥后，光镜下仅见排列成行的椭圆体，不见羊齿植物叶状结晶，则早期妊娠的可能性较大。

4. 孕酮试验

利用孕激素在体内突然撤退能引起子宫出血的原理，对疑为早孕的妇女，每日肌注孕酮 20 mg，连用 3 ~ 5 天。如停药后 7 天仍未出现阴道流血，则早孕可能性大；如停药后 3 ~ 7 天内出现阴道流血，则排除早孕的可能。

5. 基础体温测定

每日清晨醒来后（夜班工作者于休息 6 ~ 8 h 后），尚未起床、进食、谈话等任何活动之前，量体温 5 分钟（多测口腔体温），并记录于基础体温单上，按日连成曲线。如有感冒、发热或用药治疗等情况，在体温单上注明。具有双相型体温的妇女，停经后高温相持续 18 天不下降者，早孕可能性大；如高温相持续 3 周以上，则早孕可能性更大。

如就诊时停经时间尚短，根据病史、体征和辅助检查难以确定早孕时，可嘱 1 周后复诊。避免将妊娠试验阳性作为唯一的诊断依据，因可出现假阳性，导致误诊。

四、早孕反应

约有半数的妇女，在停经 6 周左右出现晨起恶心、呕吐、食欲减退、喜食酸物或偏食，称早孕反应（morning sickness）。可能与体内 HCG 增多、胃酸分泌减少及胃排空时间延长有关。一般于妊娠 12 周左右早孕反应自然消失。少数孕妇早孕反应严重，频繁恶心、呕吐，不能进食，以致发生体液失衡及新陈代谢障碍，甚至危及孕妇生命。

对于轻微的孕吐可通过非处方类方式来缓解，若发生持续性并且加重的呕吐现象，应前往医院进行进一步的治疗。缓解孕吐的方式如下。

（1）谨记少量多餐。

（2）食物有禁忌：避免食用发酵食品，例如面包。油炸物、过甜的零食或水果，也会增加胃酸分泌，孕妇平时也要尽量避免。可以缓解孕吐的食物有苹果、酸奶、苏打饼干、酸味食物等。

（3）调整日常作息，孕妇一早起床的时候，不要马上刷牙、洗脸，可以先吃烤过的干吐司，适度吸收胃酸。

（4）孕妇应该保持良好的情绪和摄入充足的营养，防止影响胎儿的发育。

五、饮食指导

（1）应少食多餐，进食时间随时调整，不用拘泥于一日三餐，坚持在呕吐之间进食，还可准备一些方便、健康的小零食，同时要多补充水分。尽量不吃太咸、油腻或有特殊气味的食物。饭后不要立即躺下，避免消化不良。

Ⅱ．知识链接

（2）应选择易消化、能增进食欲的食物，口味宜清淡；食用酸、咸等开胃止吐食物。

（3）应尽量适应妊娠反应引起的饮食习惯的短期改变，照顾孕妇个人的嗜好，不要片面追求食物的营养价值，待妊娠反应停止后再逐渐纠正。

（4）孕早期孕妇应注意适当多吃蔬菜、水果、牛奶等富含维生素和矿物质的食物，为减轻恶心、呕吐的症状，可进食面包干、馒头、饼干、鸡蛋等。但要注意尽量不要食用辛辣、油腻的食物。

（5）对于一般的恶心、胃口差等妊娠反应，可在医生指导下补充适量的维生素 B_6，以减轻妊娠反应症状。

六、作息指导

（1）孕妇可以找一个令自己感到舒服的睡姿，每天睡眠不少于 8 h，妊娠期睡眠 9 h 最佳。另外，不饮用含咖啡因的食物，以免到睡觉时间无法入睡。

（2）增加午睡。即使在春、秋、冬季，也可午睡。每日午睡可以使孕妇神经放松，消除疲劳，恢复活力。

（3）避免疲劳，每工作 1 h 休息 5～10 min，养成规律的生活作息。

Ⅲ．实训目标

素养目标	知识目标	技能目标
1. 具有临床评判性思维 2. 具有爱心、耐心、责任心 3. 具有团队协作意识	1. 描述孕早期检查的内容 2. 描述早孕反应的症状	1. 正确使用早孕试纸 2. 正确对孕吐孕妇进行健康教育

Ⅳ．实训任务分析

重点	难点
1. 尿样本的收集 2. 健康教育	1. 不同早孕试纸使用时的注意事项 2. 孕吐孕妇的护理

Ⅴ．实训流程

步骤		操作说明及注意事项	素养提升
操作前准备	环境准备	独立卫生间设置置物台或妇检室，光线明亮，室内温度在 22～24 ℃，湿度为 55%～60%，空气清新，环境舒适整洁	注意保暖，保护患者隐私，方便操作

Ⅴ.实训流程			
步骤		操作说明及注意事项	素养提升
操作前准备	物品准备		早孕试纸、吸管、尿杯、纸巾、一次性手套
	操作人员准备		准备用物时，要细心、全面
			洗手、戴口罩、戴手套
	患者准备	保持良好心态，选择舒适的体位	

V．实训流程			
步骤		**操作说明及注意事项**	**素养提升**
检验方法	第一步	沟通解释，操作者站孕妇右侧	
	第二步	沿铝箔袋切口部位撕开，取出试剂盒进行检测（包装打开后应在1 h内使用）	对孕妇要有足够的耐心、爱心
	第三步 条型检测	将试剂盒插入样品中（试剂盒插入样品深度不可超过标志线），当液体移行至测试区时，将其取出，放置在另一平面台上	关注孕妇的感受，动作轻柔，注意保暖，关爱孕妇
	卡型检测	用吸管加样品0.2 mL（3～4滴）于加样区中	

V.实训流程				
步骤		操作说明及注意事项		素养提升
检验方法	第三步	笔型检测	将帽拔开，在小便时让尿液直接淋在加样区，并维持3s的接尿时间（请注意尿液不要超过加样区，以免尿液弄湿测试区，影响检测结果）	关注孕妇的感受，动作轻柔，注意保暖。关爱孕妇
	第四步	取样后将试剂盒平放，5～10 min观察测试区的显示结果，30 h后的显色结果无临床意义		
操作后处理	健康教育	出现停经现象，及时到医院进行检查。保留尿液时，用洁净和干燥的容器进行收集。 如不能及时送到医院检测，可于2～8℃条件下保存，在72 h内送到医院		对孕妇提出的问题进行解答时，有耐心、爱心

VI.考核评价
个人评价
小组评价

续表

Ⅵ. 考核评价
组间评价
学校教师评价

Ⅶ. 实训反思
1. 操作中与孕妇沟通要点有哪些？   2. 拟出操作流程的思维导图。   3. 遇到孕妇孕早期恶心、呕吐，该如何进行健康宣教？

Ⅷ. 拓展学习
针对妊娠剧吐的孕妇，护理观察重点有哪些？

实训项目 2-1-3　孕中晚期孕妇监测

Ⅰ．实训任务导入

【案例】李某，女，26 岁，平素月经规律，末次月经 6 月 6 日，规律产检，现孕 36 周，今日来门诊产检。

【问题】1. 现李女士处于妊娠早、中、晚三个时期中哪一个时期？

　　　　2. 李女士产检需要做哪些项目检查？

Ⅱ．知识链接

一、妊娠分期

妊娠期从末次月经的第一天开始计算，约为 280 天（40 周）。临床上分为 3 个时期：妊娠未达 14 周称为早期妊娠（first trimester），第 14 ～ 27^{+6} 周称为中期妊娠（second trimester），第 28 周及其后称为晚期妊娠（third trimester）。中晚期妊娠是胎儿生长和各器官发育成熟的重要时期，这个时期的诊断主要是判断胎儿生长发育情况、宫内情况和发现胎儿有无畸形。

二、孕中期体征与检查

1. 子宫增大

腹部检查触及增大的子宫，手测子宫底高度或尺测耻上子宫长度可估计胎儿大小及孕周。子宫底高度因孕妇的脐耻间距离、胎儿发育情况、羊水量、单胎、多胎等有差异。不同孕周的子宫底增长速度不同，妊娠 20 ～ 24 周时增长速度较快，平均每周增长 1.6 cm，至 36 ～ 39^{+6} 周增长速度减慢，每周平均增长 0.25 cm，正常情况下，子宫高度在妊娠 36 周时最高，至妊娠足月时因胎先露入盆略有下降。

不同孕龄的子宫高度与子宫长度

妊娠周数	手测宫底高度	尺测耻上子宫长度 /cm
12 周末	耻骨联合上 2 ～ 3 横指	
16 周末	脐耻之间	
20 周末	脐下 1 横指	18（15.3 ～ 21.4）
24 周末	脐上 1 横指	24（22.0 ～ 25.1）
28 周末	脐上 3 横指	26（22.4 ～ 29）
32 周末	脐与剑突之间	29（25.3 ～ 32）
36 周末	剑突下 2 横指	32（29.8 ～ 34.5）
40 周末	脐与剑突之间略高	33（30.0 ～ 35.3）

2. 胎动（fetal movement，FM）

胎动指胎儿的躯体活动。

孕妇常在妊娠 20 周左右自觉胎动。胎动随妊娠进展逐渐增强，至妊娠 32 ～ 34 周达高峰，妊娠 38 周后逐渐减少。胎动夜间和下午较为活跃，常在胎儿睡眠周期消失，持续 20 ～ 40 min。胎动每小时 3 ～ 5 次。

3. 胎体

妊娠 20 周及以上，经腹壁能触到子宫内的胎体。妊娠达 24 周及以上，触诊能区分胎头、胎背、胎臀和胎儿肢体。胎头圆而硬，有浮球感；胎背宽而平坦；胎臀宽而软，形状不规则；胎儿肢体小且有不规则活动。随妊娠进展，通过四步触诊法能够查清胎儿在子宫内的位置。

4. 胎心音

听到胎心音能够确诊为妊娠且为活胎。妊娠 12 周，用多普勒胎心仪能够探测到胎心音；妊娠 18 ～ 20 周，用一般听诊器经孕妇腹壁能够听到胎心音。胎心音呈双音，似钟表"滴答"声，速度较快，正常为每分钟 110 ～ 160 次。胎心音应与子宫杂音、腹主动脉音、脐带杂音鉴别。

Ⅱ．知识链接

三、体重管理

　　孕妇体重增长可以影响母儿的近远期健康。近年来，超重与肥胖的孕妇数量增加，孕妇体重增长过多，增加了大于胎龄儿、难产、产伤、妊娠糖尿病等风险；孕妇体重增长不足与胎儿生长受限、早产儿、低出生体重等不良妊娠结局有关。因此，要重视孕妇体重管理。2009 年，美国医学研究所（Institute of Medicine，IOM）发布了基于孕前不同体重指数的孕妇体重增长推荐，应当在第一次产检时确定孕前 BMI［体重（kg）/ 身高^2（m^2）］，提供个体化的孕妇增重、饮食和运动指导。

孕妇体重增长推荐

孕前体重分类	BMI（kg/m^2）	孕期总增重范围（kg）	孕中晚期体重增长速度 ［平均增重范围（kg）/ 周］
低体重	<18.5	12.5～18	0.51（0.44～0.58）
正常体重	18.5～24.9	11.5～16	0.42（0.35～0.50）
超重	25.0～29.9	7～11.5	0.28（0.23～0.33）
肥胖	≥30	5～9	0.22（0.17～0.27）

Ⅲ．实训目标

素养目标	知识目标	技能目标
1. 具有临床评判性思维 2. 具有爱心、耐心、责任心 3. 具有团队协作意识	1. 描述不同孕龄的子宫高度 2. 描述孕妇体重增长推荐	1. 正确测量宫高、腹围 2. 正确测量体重

Ⅳ．实训任务分析

重点	难点
1. 操作前准备 2. 健康教育	1. 测量宫高、腹围 2. 测量体重的标准性

Ⅴ．实训流程

步骤	操作说明及注意事项		素养提升
操作前准备	环境准备		关闭门窗，光线明亮，室内温度在 22～24℃，湿度为 55%～60%，空气清新、爽洁，环境舒适	准备用物时，要细心、全面

续表

步骤		操作说明及注意事项	素养提升
操作前准备	物品准备	 　软尺、体重秤	准备用物时，要细心、全面
	操作人员准备	洗手、戴口罩	
	患者准备	排空膀胱，保持良好心态，选择舒适的体位并露出腹部，测量体重时注意穿着及就餐情况	

Ⅴ．实训流程

V.实训流程			
步骤		操作说明及注意事项	素养提升
相关检查	第一步	沟通解释，操作者站孕妇右侧	对孕妇要有足够的耐心、爱心
	第二步	用手大致测量宫底轮廓及高度	
	第三步	用软尺测耻骨联合上缘中点与宫底的距离（弧线宫高）	根据结果评估妊娠周数与子宫底高度是否相符；检查要仔细，动作轻柔

V. 实训流程		
步骤	操作说明及注意事项	素养提升
相关检查	第四步 用软尺经脐绕腹部测量腹围	关注孕妇的感受，动作轻柔，注意保暖
	第五步 测量孕妇体重（每次测量时注意孕妇是否就餐、着装情况，保证每次准备测量前的一致性）	

续表

步骤		操作说明及注意事项	素养提升
V.实训流程			
操作后处理	健康教育	健康教育，交代注意事项	健康宣教，定期产检，合理营养

Ⅵ.考核评价

个人评价

小组评价

组间评价

学校教师评价

Ⅶ．实训反思
1.操作中与孕妇沟通要点有哪些？ 2.拟出操作流程的思维导图。 3.遇到孕妇体重增长过多，该如何进行健康宣教？
Ⅷ．拓展学习
针对孕前肥胖的孕妇，体重该如何管理？

实训项目 2-1-4　产前腹部检查

Ⅰ. 实训任务导入

【案例】李某，女，26 岁。以"G_1P_0，孕 32 周"，来院常规产检。

体格检查：T 36 ℃，P 84 次 /min，R 20 次 /min，BP 128/78 mmHg。身高 165 cm，体重 55 kg。

【问题】1. 助产士与产妇沟通时的注意事项有哪些？

2. 孕晚期常规产检包括哪些内容？

Ⅱ. 知识链接

1. 晚期妊娠

妊娠第 28 周及其后称为晚期妊娠。

2. 产前检查的目的

通过产前检查，估计孕妇的妊娠期和胎龄，明确孕妇和胎儿的健康状况，尽早发现并治疗妊娠并发症，及时纠正胎儿异常，尽早发现胎儿发育异常，正确进行健康教育和咨询，提高产科质量，减少出生缺陷。

3. 产前检查的时间

一般首次产前检查应以妊娠 6～8 周检查为重，妊娠 20～36 周每 4 周检查一次，或妊娠 20～28 周每 4 周检查一次，妊娠 28～36 周每 2 周检查一次，妊娠 36 周以后每 1 周检查一次，凡属高危妊娠者，应酌情增加产前检查次数。

4. 产前检查的内容

包括病史、推算预产期、全身检查、产科检查和辅助检查。

5. 产科检查的内容

包括腹部检查、骨盆测量、阴道检查、肛门指诊及绘制妊娠图。

产科腹部检查的内容包括测宫高、腹围，四步触诊，胎心听诊。

Ⅲ. 实训目标

素养目标	知识目标	技能目标
1. 具有临床评判性思维 2. 具有爱心、耐心、责任心 3. 具有团队协作意识	1. 描述四步触诊的目的 2. 描述四步触诊的步骤 3. 描述四步触诊的注意事项	1. 能进行宫高、腹围的测量 2. 能正确判断胎先露及入盆程度 3. 能判断胎方位及胎儿大小是否与孕周相符

Ⅳ. 实训任务分析

重点	难点
1. 四步触诊的操作步骤 2. 四步触诊的结果分析 3. 对孕妇的关爱及健康教育	1. 胎儿大小的判断 2. 胎方位的判断

续表

Ⅴ.实训流程			
步骤		操作说明及注意事项	素养提升
操作前准备	检查室准备	整洁干净的检查床，光线明亮，室内温度在 24～28 ℃，湿度为 55%～60%，空气清新、爽洁，保护隐私的围帘	准备用物时，要细心、全面，也要顾及孕妇个性化需求
	物品准备	软尺、多普勒胎心仪、耦合剂	
	操作人员准备	退去首饰、洗手、戴口罩、温暖双手	
	患者准备	排空膀胱，保持良好心态，选择舒适的体位仰卧于检查床上，双腿稍屈曲，暴露腹部	

Ⅴ.实训流程			
步骤		操作说明及注意事项	素养提升
四步触诊操作	测宫高、腹围	检查者站在孕妇右侧，面向孕妇头端，双手置于子宫底部，轻轻触及宫底，用软尺测出从耻骨联合上缘中到子宫底的厘米数，即宫高。 用软尺测出经肚脐水平绕腹一周的厘米数，即腹围	动作轻柔，保护孕妇的安全，读数准确
	第一步	检查者站在孕妇右侧，面向孕妇头端，双手置于子宫底部，双手指腹相对交替轻推，判断子宫底部的胎儿部分，如为胎头，则圆而硬且有浮球感；如为胎臀，则软而宽且形态略不规则	温暖双手、动作轻柔，及时了解孕妇有无不适
	第二步	检查者两手分别置于孕妇腹部左右两侧，一手固定，另一手轻轻向对侧深按检查，两手交替，分辨胎背及胎儿四肢。胎背平坦饱满，肢体高低不平可变形	

V．实训流程			
步骤		**操作说明及注意事项**	**素养提升**
四步触诊操作	第三步		检查者右手置于耻骨联合上方，拇指与其余四指分开，握住先露部，查清先露部是胎头还是胎臀，并左右轻轻推动，以确定是否衔接。胎先露可以左右移动，表示尚未衔接；若先露部不能被推动，则已衔接	温暖双手、动作轻柔，及时了解孕妇有无不适
	第四步		检查者面向孕妇足端，左右手分别置于胎先露部的两侧，沿骨盆入口方向向下深按，进一步核实先露部是胎头还是胎臀，并确定先露部入盆的程度	
	总结		四步触诊后，分析子宫大小、胎产式、胎先露、胎方位及先露部是否衔接	
听胎心音	体位		排空膀胱，保持良好心态，选择舒适的体位仰卧于检查床上，双腿稍屈曲，暴露腹部	听诊时关注孕妇有无不适，正确判断胎心音，对孕妇要关心体贴，耐心沟通

	步骤	操作说明及注意事项	素养提升

V.实训流程

	步骤	操作说明及注意事项	素养提升
听胎心音	听诊工具	胎心音听诊工具有木质听筒、多普勒胎心仪、胎儿电子监护仪等	听诊时关注孕妇有无不适，正确判断胎心音，对孕妇要关心体贴，耐心沟通
	听诊部位	胎心位置（图中的红点就是胎心位置的大致范围） 根据不同孕周和胎方位，选择正确的胎心听诊部位	
	听诊要求	听诊时要仔细辨认听到的是不是胎心，且每次听诊不少于1 min，判断胎心音是否有异常，如有异常及时处理	
操作后处理	整理用物	为孕妇整理衣物，注意保暖，保护孕妇的安全；整理检查室，保持整洁	保障孕妇的安全，热爱劳动
	健康教育	对家属及孕妇进行健康宣教，指导其合理营养、适当休息，保持心情愉悦，坚持产前检查，有任何不适及时联系	对孕妇给予身心方面的关爱

续表

VI．实训视频
产前腹部检查
VII．考核评价
个人评价
小组评价
组间评价
学校教师评价
VIII．实训反思
1.操作中与孕妇沟通要点有哪些？ 2.拟出操作流程的思维导图。 3.遇到孕妇检查因发现子宫小于孕周而情绪焦虑，助产士应该如何进行有效沟通？

续表

IX．拓展学习
1. 对妊娠合并糖尿病的孕妇，助产士产检时应该如何有针对性地进行处理？   2. 请阅读下列一段文字，并回答相应问题。 林巧稚的医学思想："预防为主，实践第一""妊娠不是病，妊娠要防病""一个只会处理难产，而不会去预防难产的产科医生，其责任已经丢掉了一大半"等，这些都是我们要牢记的至理名言。 林巧稚的哲学思想：以睿智的哲学头脑观察问题、思考问题、解决问题，变化与辩证是应对复杂的妇产科临床问题的两把钥匙。她甚至形象地比喻：分娩就像如何把四条腿的椅子从屋门搬出来。 林巧稚的人文思想：一生辛劳、殚精竭虑，奉献患者、关怀患者。她说自己是"一辈子的值班医生"。她的一举手、一投足、一启齿，都体现了对患者无限的爱。她教导我们"要永远走到患者床边去，做面对面的工作""临床医生要临床，不要离床，离床医生不是好医生"。 **读林巧稚先生的思想，对你有什么启发？请阅读林巧稚的相关资料。**

任务二 胎儿生长安全监测

实训项目 2-2-1 胎儿常规监测

Ⅰ．实训任务导入

【案例】张某，女，22岁。以"G_1P_0，孕 22^{+3} 周"网上预约于 2 月 2 日来医院产科门诊做孕期检查。医生及护士进行产检。

体格检查：BP 128/78 mmHg，P 84 次 /min，R 20 次 /min。身高 165 cm，体重 55 kg。

辅助检查：血常规、凝血全套、肝肾功能正常，B 超提示宫内单活胎，头位，羊水深度 2.2 cm。

产科检查：宫高 25 cm，腹围 86 cm，胎心 136 次 /min，无宫缩，阴道无流血流液，体重 2 周内增长 0.5 kg，体重在正常增长范围内。门诊助产士将产检资料归档后，邀请孕妇参加孕妇学校学习。

【问题】1. 血压的正常值是多少？

2. 体重指数 BMI 的计算公式是什么？

Ⅱ．知识链接

1. 胎儿常规监测的内容

母亲：血压、体重、宫高、腹围、实验室检查；

胎儿：B 超检查、胎心、排畸检查。

2. 胎儿常规监测的意义

孕妇的定期产前检查，可以指导孕期营养和用药，尽早发现高危妊娠，并及时给予相应的治疗；对胎儿宫内情况的监护以及检查胎盘功能，可以保证孕妇和胎儿的健康，直到安全分娩，从而降低孕妇和新生儿的死亡率。

3. 胎儿常规监测的标准

（1）母体体重监测。孕期体重增加受多因素影响，如水肿程度、代谢率、饮食摄入、呕吐与腹泻、羊水量及胎儿大小。此外孕龄、前次妊娠胎儿大小、产次、种族、高血压及糖尿病等也影响孕期体重。体重指数（body mass index，BMI）是目前国际上常用的衡量人体胖瘦程度以及是否健康的一个标准。BMI= 体重（kg）/ 身高 ^{2}（m^2）。孕期体重增长的标准是孕早期增加 1～2 kg，因胎儿对营养的吸收有限，故体重不宜增加太多。妊娠中晚期各增加 5～6 kg，每周约增加 0.5 kg 较好。

（2）母体血压监测。血压正常波动范围：收缩压 90～140 mmHg，舒张压 60～90 mmHg。

监测的意义：每次产检都测量血压是有意义的。一般受孕后，特别是受孕 20 周后，血压随着孕周的增加会出现变化，而且妊娠期高血压疾病的进展有时是非常快速的，通过定时地监测血压，可以第一时间发现血压的波动。

（3）母体宫高、腹围的监测。宫高（子宫底高度，fundus of uterus）是指孕妇平仰卧位时，从耻骨联合上缘中点至子宫底最高点所测得的距离（cm），反映了子宫纵径的长度。

腹围（circumference of abdomen）是平脐水平绕腹一周所测得的长度（cm），以了解子宫横径大小。妊娠子宫的增大有一定的规律性，表现为宫底升高，腹围增加。从宫高的增长情况也可以推断妊娠期限和胎儿发育情况。妊娠晚期常用"宫高（cm）× 腹围（cm）±200"估计胎儿体重（g）。若宫高和腹围增长缓慢，不符合妊娠孕周，应注意是否存在胎儿生长受限。

目的：及时了解胎儿宫内发育和增长情况，评估胎儿大小与孕周是否相符。

（4）B 超检查。

①孕期超声检查目的：

一为观察胎儿形态结构有无发育异常；

二为测量大小，判断生长状况；

三为了解胎儿附属结构有无异常。

Ⅱ．知识链接

②孕期超声检查的内容：

孕早期：确定是否宫内妊娠，核实孕周；

孕 11 ～ 13^{+6} 周：检查胎儿颈项部透明层厚度（NT）及主要器官发育情况；

孕 24 ～ 28 周：筛查 70% 胎儿结构异常；

孕晚期：观察胎儿生长情况、羊水指数、S/D 值等。

4.产科相关法律制度与纠纷基本对策

Ⅲ．实训目标

素养目标	知识目标	技能目标
1.具有临床判断性思维 2.具有爱心、耐心、责任心	1.掌握各项监测的数值 2.描述宫高、腹围测量的方法	1.能进行体重、血压测量 2.能进行宫高、腹围的监测 3.能对孕产妇进行正确的宣教

Ⅳ．实训任务分析

重点	难点
1.各项监测值的标准掌握 2.做好各项数值的监测和监测目的宣教	1.结合各项监测值，判断是否潜在并发症 2.产前检查的宣教

Ⅴ．实训流程

步骤		操作说明及注意事项	素养提升
操作前准备	环境准备	光线明亮，温度舒适，安静、隐私保护性高	准备用物时，要细心、全面，也要顾及孕妇个性化需求

步骤		操作说明及注意事项		素养提升
操作前准备	物品准备		体重测量仪、检查床、软尺、笔记本、孕产妇产检记录本、B超仪、纸巾	准备用物时，要细心、全面，也要顾及孕妇个性化需求
	操作人员准备		洗手、戴口罩、着装整洁、修剪指甲、举止端庄	
	患者准备	排空膀胱，保持良好心态		
	评估	孕周和孕期产检情况		

V．实训流程

V . 实训流程			
步骤		操作说明及注意事项	素养提升
操作步骤	测体重	指导孕妇站上体重监测仪，记录数值	进行陪护，防止孕妇摔倒
	测血压	 驱尽袖带内空气，平整地缠于患者上臂中部，松紧以能放入一指为宜，下缘距肘窝 2～3 cm	若衣袖过紧或太多，应当脱下衣袖，以免影响测量结果
	宫高腹围测量	 摆好孕妇体位，暴露腹部皮肤，取仰卧位，双腿稍分开	注意皮尺松紧适宜，注意保暖和保护孕妇隐私

续表

步骤		操作说明及注意事项	素养提升
操作步骤	宫高、腹围测量	皮尺一端放在耻骨联合上缘中点，另一端贴腹壁沿子宫弧度到子宫底最高点为宫高，记录所测数值 皮尺经脐绕腹1周为腹围，记录所测数值	注意观察子宫的敏感度
		协助孕妇整理好衣物，整理病床单元及用物	

V.实训流程			
步骤		操作说明及注意事项	素养提升
操作步骤	宫高、腹围测量	完成相关护理记录	
	B超检查	 引导孕妇来到B超室，协助其平卧，配合彩超医师检查	注意观察子宫的敏感度
		 检查完毕后，协助孕妇清洁腹部耦合剂，领取检查报告	

续表

步骤		操作说明及注意事项	素养提升
V.实训流程			
操作后处理	记录	准确记录各项监测数据，交予产检医生评估、审核	对孕妇给予身心方面的关爱
	健康教育	讲解胎儿常规监测的重要性，指导孕妇在家中的自我监测	

VI.考核评价

个人评价

小组评价

组间评价

续表

Ⅵ．考核评价
学校教师评价

Ⅶ．实训反思

1. 操作中与患者沟通要点有哪些？

2. 拟出操作流程的思维导图。

3. 遇到孕妇和家属质疑胎儿监护的数值，该怎么办？

Ⅷ．拓展学习

1. 对一妊娠期合并高血压的孕妇，门诊助产士应采用何种血压仪监测，监测的频率是多少？

2. 请阅读下面一段文字，并回答相应问题。

《母婴安全行动提升计划（2021—2025年）》文件解读

（1）起草背景

妇女儿童健康是全民健康的基石，孕产妇死亡率和婴儿死亡率是国际上公认反映一个国家和地区国民健康水平和社会文明程度的综合指标。《"健康中国2030"规划纲要》和2021—2030年中国妇女儿童发展纲要都对保障母婴安全提出了明确要求，要求到2030年，全国孕产妇死亡率下降到12/10万，全国婴儿死亡率下降到5‰。面对广大妇女儿童对美好生活的新期待，实施三孩生育政策的新形势，保障母婴安全是亿万家庭的殷切盼盼，也是推动落实健康中国行动和《中共中央　国务院关于优化生育政策促进人口长期均衡发展的决定》的重要举措，对增强人民群众的幸福感、获得感、安全感具有重要意义。

在总结2018—2020年母婴安全行动计划实施情况和地方有效经验做法的基础上，国家卫健委组织制订了《母婴安全行动提升计划（2021—2025年）》（以下简称《提升计划》），指导地方进一步加强母婴安全保障工作，切实保障孕产妇和新生儿生命安全和健康。

（2）主要内容

《提升计划》包括五部分内容：一是总体要求。以高质量发展为主题，以深入落实母婴安全五项制度为主线，聚焦服务质量提升、专科能力提升和群众满意度提升，持续强化质量安全管理，提高医疗机构服务能力，预防减少孕产妇和婴儿死亡。二是行动目标。促进母婴安全高质量发展，进一步提升妇幼健康服务水平，降低孕产妇死亡率和婴儿死亡率，到2025年，全国孕产妇死亡率下降到14.5/10万，全国婴儿死亡率下降到5.2‰，为如期实现"健康中国2030"主要目标奠定坚实基础。进一步提升妇幼健康服务水平，完善危重孕产妇和新生儿救治体系，为妇女儿童提供安全、有效、便捷、温馨的高质量妇幼健康服务，让人民群众的获得感更足，幸福感更可持续，安全健康更有保障。三是行动范围。针对开展助产技术服务的医疗机构，重点是二级及以上综合医院、中医医院、妇幼保健院和妇产医院，各级危重孕产妇和新生儿救治中心要全面组织实施。四是行动内容。包括妊娠风险防范水平提升、危急重症救治水平提升、质量安全管理水平提升、妇幼专科服务能力提升、群众就诊分娩满意度提升5个方面，督促医疗机构全面落实母婴安全五项制度。五是工作要求。对细化落实行动措施、加强区域组织协调、加大支持指导力度、发挥典型示范作用等提出了明确要求。

请认真解读以上文件内容，谈谈你对母婴安全的认识和感悟。

实训项目 2-2-2　胎儿特殊检查

Ⅰ. 实训任务导入

【案例】李某，女，26岁。末次月经：12月12日。孕妇在孕22周进行四维彩超时提示疑胎儿永久性右脐静脉，建议进行产前诊断。无创DNA检测提示染色体大片段缺失，拟于近日进行羊水穿刺。

【问题】1. 孕妇做胎儿筛查的准备工作及注意事项有哪些？

2. 哪些情况需要做产前筛查？哪些情况需要做产前诊断？

Ⅱ. 知识链接

胎儿的特殊检查包括产前筛查、产前诊断、羊水检查、产科影像检查。

一、产前筛查

1. 产前筛查的概念

产前筛查是指通过可行的方法，对一般孕妇进行筛查，发现子代具有患遗传性疾病高风险的可疑人群。产前筛查包括血清生化筛查、无创产前筛查及产前筛查超声。

2. 产前筛查的原则

（1）被筛查疾病在被筛查人群中应有较高的发病率并严重影响健康，且有治疗或预防的方法；

（2）筛查方法应是非创伤性的，容易实施且价格便宜；

（3）筛查方法应统一，易推广；易被筛查者接受，被筛查者应自愿参与，做到知情选择；为被筛查者提供全部相关的医学信息和咨询服务。

二、产前诊断

主要针对胎儿结构和胎儿遗传两个方面。

胎儿结构异常的常用产前诊断方法：产前超声诊断、磁共振成像。

胎儿遗传疾病的常用产前诊断方法：取样技术、实验室技术。

三、羊水检查

适应证：遗传病的产前诊断和遗传代谢病的产前筛查，宫内感染的产前诊断，胎儿肺成熟度的判断。

四、产科影像检查

1. 产科超声检查

应用超声的物理特性，了解胚胎、胎儿主要解剖结构，胎儿生长发育，胎儿附属物及羊水情况，是产科最常用、无创、可重复的影像学检查方法。早孕期的超声主要进行孕龄、胎儿颈项透明层厚度、胎儿部分结构、子宫动脉血流、多胎绒毛膜性等评估。中孕期超声主要进行胎儿大结构筛查、遗传标记物、胎盘羊水、胎儿生长及宫颈等评估。

2. 彩色多普勒超声

观察血流的起始点、流经路径和血流分布。

3. 三维超声

有助于诊断胎儿面部异常、神经管缺陷、胎儿肿瘤和骨骼畸形。

4. 磁共振（MRI）检查

不是胎儿常规的产前筛查手段，而是作为产前超声诊断的辅助和补充。适合MRI检查的胎儿需在妊娠18周以后进行。胎儿MRI检查相对于产前超声检查更具有优势，主要应用在胎儿中枢神经系统异常和超声图像质量较差情况，如孕妇肥胖或羊水过少等。

Ⅲ．实训目标		
素养目标	知识目标	技能目标
1.具有临床评判性思维 2.具有爱心、耐心、责任心 3.具有团队协作意识	1.能描述胎儿特殊检查的目的 2.能阐述产前筛查和产前诊断的区别 3.能说出不同胎儿取样技术的手术操作和并发症	1.能正确解释胎儿筛查项目的适应证及注意事项 2.能正确指引孕妇做胎儿筛查的准备工作

Ⅳ．实训任务分析	
重点	难点
胎儿筛查的适应证及意义	胎儿筛查取样的手术操作的并发症预防

Ⅴ．实训流程

操作名称	步骤	相关图片	素养提升
血清生化筛查	**中孕期唐氏筛查：**筛查标记物游离 β - 绒毛膜促性腺激素、游离雌三醇、抑制素、甲胎蛋白 **检查方式：**静脉采血 **血清和超声联合筛查：**早孕期唐氏筛查，筛查标记物包括血清妊娠相关血浆蛋白 - A、β - hCG，超声检查胎儿颈项透明层厚度 **检查方式：**静脉采血 + 超声检查		关注孕妇的需求，重视孕妇的感受，注意保暖及保护隐私，操作轻柔
无创性产前 DNA 检测	**适用疾病：**胎儿染色体非整倍体异常（21 - 三体综合征、18 - 三体综合征、13 - 三体综合征）		
	检测孕周：孕 12 ～ 26 周		
	检查方式：静脉采血		
	结果判定：区分高危人群 / 低危人群，建议高危人群接受产前诊断		
	适用人群： （1）血清学筛查、影像学检查显示为常见染色体非整倍体临界风险。 （2）有介入性产前诊断禁忌证者（先兆流产、发热、有出血倾向、感染未愈等）。 （3）就诊时，患者为孕 20^{+6} 周以上，错过血清学筛查最佳时间，或错过常规产前诊断时机，但要求降低 21 - 三体综合征、18 - 三体综合征、13 - 三体综合征风险的孕妇		

操作名称	步骤	相关图片	素养提升
绒毛穿刺取样（CVS）	**适应证：** 需抽取绒毛组织进行遗传学检查者		关注孕妇的需求，重视孕妇的感受，注意保暖及保护隐私，操作轻柔
	禁忌证： 孕妇有先兆流产症状、感染征象、凝血功能异常		
	手术时机： 通常在妊娠 11 周后进行，孕 11 周前进行 CVS 可增加流产、胎儿畸形等风险		
	手术方式： 超声引导下，经腹、宫颈两种穿刺路径		
	手术相关并发症： 很少见，包括胎儿丢失、出血、绒毛膜羊膜炎等		
	CVS 的特殊性： 大约 1% 胎盘细胞局限性嵌合现象（confined placental mosaicism，CPM），需进一步羊膜腔穿刺确诊		
羊膜腔穿刺术	**适应证：** 需抽取羊水获取胎儿细胞进行相关的遗传学检查		
	禁忌证： 孕妇有先兆流产症状、感染征象、凝血功能异常		
	手术时机： 羊膜腔穿刺一般在妊娠 16 周后进行，孕 16 周前胎儿丢失率有所增高		
	手术方式： 超声引导下经腹部穿刺		
	手术相关并发症： 胎儿丢失风险为 0.5% 左右，阴道见红或羊水泄漏发生率为 1% ～ 2%，绒毛膜羊膜炎的发生率低于 0.1%		
经皮脐血穿刺取样	**适应证：** 需获取胎儿血样进行相关的遗传学检查或进行宫内输血术		
	禁忌证： 孕妇有先兆流产症状、感染征象、凝血功能异常		
	手术时机： 脐带穿刺一般在妊娠 18 周后进行，孕 18 周前穿刺，胎儿死亡率有所增高		
	手术方式： 超声引导下经腹部穿刺进入胎儿脐静脉内，避免误入脐动脉		

Ⅴ.实训流程

Ⅴ．实训流程			
操作名称	步骤	相关图片	素养提升
经皮脐血穿刺取样	**手术相关并发症**：胎儿丢失、胎儿心动过缓、脐带穿刺点出血、脐带血肿、绒毛膜羊膜炎等。胎儿丢失率为 1%～2% **特殊性**：警惕术中胎儿窘迫的发生，做好相应宫内复苏预案，如发生胎儿心动过缓，应立即停止手术密切观察，如持续胎儿心动过缓，则必要时采取紧急宫内复苏甚至剖宫产分娩		关注孕妇的需求，重视孕妇的感受，注意保暖及保护隐私，操作轻柔
产前超声筛查	**Ⅰ级产前超声检查**：主要进行胎儿主要生长参数的检查，不进行胎儿解剖结构的检查，不进行胎儿异常的筛查		详细介绍检查前的准备工作，注意保暖及保护隐私
	Ⅱ级产前超声检查：按《产前诊断技术管理办法》规定，初步筛查六大类畸形：无脑儿、严重脑膨出、严重开放性脊柱裂、严重胸腹壁缺损伴内脏外翻、单腔心、致死性软骨发育不良		
	Ⅲ级产前超声检查：为系统产前超声检查，对胎儿解剖结构的详细检查		
	Ⅳ级产前超声检查：针对性产前超声检查，属于产前超声诊断		

Ⅵ．考核评价
个人评价
小组评价

续表

Ⅵ．考核评价
组间评价
学校教师评价

Ⅶ．实训反思
1. 操作中与孕妇沟通要点有哪些？ 2. 拟出操作流程的思维导图。 3. 遇到孕妇情绪比较紧张，应该如何进行有效沟通？

Ⅷ．拓展学习

代孕的相关法律规范

要讲代孕，我们需要率先了解"人类辅助生殖技术"（assisted reproductive technology，ART），即采用医疗辅助手段使不育夫妇妊娠的技术，其中包括人工授精和体外受精、卵泡浆内单精子显微注射、胚胎植入前遗传学诊断、赠卵，还有代孕等相关衍生技术。

代孕是指有生育能力的女性借助现代医疗技术，为他人妊娠、分娩的行为。其可分为完全代孕、部分代孕或无偿代孕、有偿代孕。

在我国，代孕是违法的。我国2001年8月1日施行的《人类辅助生殖技术管理办法》对人类辅助生殖技术的实施做了严格规定。该办法的第三条规定：严禁以任何形式买卖配子、合子和胚胎；医疗机构和医务人员不得实施任何形式的代孕技术等。因此，我们作为医学生要坚决抵制代孕事件的发生，更不能利用职务之便，为代孕打开方便之门。

实训项目 2-2-3 胎儿电子监护

Ⅰ. 实训任务导入

【案例】王某，女，26 岁。以"G_1P_0，孕 39^{+3} 周，见红 1 天，不规律性宫缩 2 h"于 7 月 3 日 13 时入院。医生及护士进行入院评估与检查。

体格检查：T 36.5 ℃，P 84 次 /min，R 18 次 /min，BP 120/68 mmHg。身高 160 cm，体重 59 kg。

辅助检查：血常规、凝血全套、肝肾功能正常，B 超提示宫内单活胎，头位，估计体重 3.0 kg。

产科检查：宫高 31 cm，腹围 93 cm，胎方位 LOA，胎心 136 次 /min，子宫不规律收缩，强度弱。先露头，入盆，已衔接。骨盆外测量 25-28-20-9 cm。阴道指诊：宫口未开，胎膜未破。

遵医嘱胎儿电子监护 2 次 / 日，监测胎动 3 次 / 日。

【问题】1. 助产士与产妇沟通时的注意事项有哪些？
　　　　2. 怎样判读胎儿电子监护结果？

Ⅱ. 知识链接

一、胎儿电子监护的相关概念

胎心率：指胎儿的心率，是未分娩胎儿在母亲子宫内的心跳。

胎心基线：无胎动和无子宫收缩影响时，持续 10 min 以上胎心率的平均值。

二、胎儿电子监护的优势

（1）能不间断地观测胎心率的变化。
（2）能精确辨别胎心率与宫缩的关系。
（3）能随时发现脐带受压。
（4）能判断每次宫缩对胎儿的影响程度。
（5）能辨别胎心率基线的细变异。
（6）能早期发现胎儿缺氧。

二、胎心正常值

正常胎心范围：110 ～ 160 次 /min。

三、胎心波动情况

正常：5 次 /min< 细变异 <25 次 /min。
急性缺氧：细变异 >25 次 /min。
慢性缺氧：细变异 <5 次 /min。

四、胎动与胎心率的关系

胎动是指胎儿在子宫内的各种活动，如翻身、伸手、踢腿、打哈欠等，胎动可能冲击子宫壁，引起子宫壁的活动。伴随胎动，胎心率也会加速，这是胎儿对胎动的应急反应。胎儿在睡眠周期清醒时有胎动及胎心率加速，胎心基线偏高，变异稍大；入睡时相反。

五、宫缩与胎心率的关系

宫缩是子宫收缩力的简称，是临产后的主要产力。在宫缩时胎心率会随着宫缩频率而变化，宫缩频率大，胎心率就比较高。

六、胎心监护结果的判读

胎心监护结果

续表

Ⅲ．实训目标

素养目标	知识目标	技能目标
1.具有临床评判性思维 2.具有爱心、耐心、责任心 3.具有团队协作意识	1.描述胎心监护的优点 2.描述胎心监护与胎动、宫缩之间的关系 3.了解胎心监护的判读	1.正确监测胎心率和宫缩 2.连续观察记录胎心率的动态变化 3.评估胎儿在宫内的安危情况

Ⅳ．实训任务分析

重点	难点
1.用物准备 2.指导孕妇正确配合 3.正确评估胎方位，定位胎心位置 4.对孕妇的关爱	1.定位胎心位置 2.判读胎心监护结果

Ⅴ．实训流程

步骤		操作说明及注意事项	素养提升
操作前准备	环境准备		关闭门窗，光线明亮，室内温度在24～26℃，屏风或围帘遮挡，抬高床头15°～30°
	物品准备		胎心电子监护仪、多普勒胎心仪、耦合剂、胎心监测图纸、腹带两根、纸巾，必要时准备屏风

（中间素养提升栏：准备用物时，要细心、全面，也要顾及孕妇个性化需求）

V．实训流程			
步骤		**操作说明及注意事项**	**素养提升**
操作前准备	操作人员准备	着工作服、洗手	准备用物时，要细心、全面，也要顾及孕妇个性化需求
	患者准备	排空膀胱，避免在饥饿状态，选择舒适的体位	
操作步骤	核对	核对孕妇住院号或诊疗号、床号、姓名，并向其解释，取得合作	关注孕妇的需求，重视孕妇的感受，注意保暖及保护隐私，操作轻柔

续表

V.实训流程			
步骤		操作说明及注意事项	素养提升
操作步骤	连接仪器	将胎心电子监护仪连接电源，开机，安置胎心图纸	关注孕妇的需求，重视孕妇的感受，注意保暖及保护隐私，操作轻柔
	摆放体位	将两根腹带环形置于孕妇腹部后侧，指导孕妇摆好体位，暴露腹部皮肤	
	评估胎方位	正确评估胎方位，了解胎背位置	

V . 实训流程			
步骤		操作说明及注意事项	素养提升
操作步骤	放置胎心探头	用多普勒胎心仪听筒听诊胎心最强的位置，将胎心检测仪的探头涂抹耦合剂，放于胎心最强的位置，用腹带固定，松紧适宜，保证孕妇舒适	关注孕妇的感受，动作轻柔，注意保暖
	放置宫缩探头	用手触摸宫底位置，将宫缩探头放于宫底下 3～4 cm 相对平坦处，固定腹带，松紧适宜，保证孕妇舒适	
	调节参数	观察胎心率及宫缩压力数值。调整胎心音量，调宫压为"0"，按下打印键。根据胎动情况，适时调整探头或腹带	对孕妇要有足够耐心、爱心，询问其感受。发现异常问题，及时报告医生给予处理

续表

步骤		操作说明及注意事项	素养提升
操作步骤	记录结果	胎心监护结束后，及时在胎心监护图纸上记录孕妇姓名、住院号或诊疗号、孕周、胎心监护时间，并及时将胎心监护图纸呈现给医生	
	整理用物	用纸巾清洁孕妇腹部及胎心探头上的耦合剂，关闭胎心监护仪。协助患者整理衣物并取舒适体位。整理床单元及用物，洗手，做记录	爱惜用物、热爱劳动
	健康教育	对孕妇进行健康宣教，注意休息与活动的调适，保持心情愉悦	对孕妇给予身心方面的关爱

Ⅴ.实训流程

Ⅵ.考核评价

个人评价

续表

VI.考核评价
小组评价
组间评价
学校教师评价

VII.实训反思
1.操作中与孕妇沟通要点有哪些？ 2.拟出操作流程的思维导图。 3.遇到孕妇情绪比较紧张时，应该如何进行有效沟通？

VIII.拓展学习
1.对胎心监护判读异常的孕妇，护士应该如何有针对性地进行处理？ 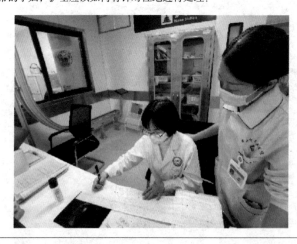

Ⅷ . 拓展学习

2. 请阅读下列一段文字，并回答相应问题。

某医院一名孕晚期孕妇因在门诊胎心监护结果异常，以"胎儿宫内窘迫？"入院。入院后在病房做胎心监护时，助产士发现其胎心监护图纸显示为正弦波形，立即报告医生。该院产科立即响应紧急剖宫产应急预案，开启绿色通道，在班医护人员全力配合下，麻醉科、手术室、新生儿科医生迅速到位，不到 30 分钟，孩子的啼哭声在手术间响起，该医院的 MDT 团队再次赢得了时间，保证了母婴安全。

提问：当产科发生紧急状况时，如何配合团队做好及时有效的急救护理工作？

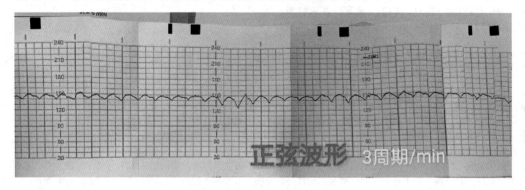

知识拓展：认识正弦波形

胎心基线变异消失，固定振幅 5 ~ 15 次 /min，频率 3 ~ 5 次 /min，基线显得圆滑一致，持续 10 min 以上，称为正弦波形。

出现此图形提示：

胎儿严重缺氧；

胎儿严重贫血（产前出血）；

严重胎母输血，Rh 血型不合引起的溶血；

濒死前。

实训项目 2-2-4　胎动监测

Ⅰ．实训任务导入

【案例】王某，女，26 岁。以"G_1P_0，孕 39^{+3} 周，见红 1 天，不规律性宫缩 2 h"于 7 月 3 日 13 时入院。医生及护士进行入院评估与检查。

体格检查：T 36.5℃，P 84 次 /min，R 18 次 /min，BP 120/68 mmHg。身高 160 cm，体重 59 kg。

辅助检查：血常规、凝血全套、肝肾功能正常，B 超提示宫内单活胎，头位，估计体重 3.0 kg。

产科检查：宫高 31cm，腹围 93 cm，胎方位 LOA，胎心 136 次 /min，子宫不规律收缩，强度弱。先露头，入盆，已衔接。骨盆外测量 25-28-20-9 cm。阴道指诊：宫口未开，胎膜未破。

遵医嘱胎儿电子监护 2 次 / 日，监测胎动 3 次 / 日。

【问题】1. 护士与产孕妇沟通时的注意事项有哪些？
2. 怎样判断胎动正常？

Ⅱ．知识链接

1. 胎动的基本知识

胎动是指胎儿在子宫腔里的活动冲击到子宫壁的动作。胎儿在子宫内伸手、踢腿冲击子宫壁，这就是胎动。受孕满 4 个月后，可明显感到胎儿的活动。胎动是临床产前胎儿监护技术中的重要内容之一。胎动的次数多少、快慢、强弱等表示胎儿的安危。

2. 胎动频率

正常情况：1 h 胎动 3 ～ 5 次，12 h 明显胎动次数为 30 ～ 40 次及以上。有的胎儿 12 h 可动 100 次左右，只要胎动有规律，有节奏，变化不大，即证明胎儿发育是正常的。胎动的次数并非恒定不变，妊娠 28 ～ 38 周是胎动活跃的时期，以后稍减弱，直至分娩。孕妇的运动、姿势、情绪，以及强声、强光和触摸腹部等，都可引起胎动的变化。

胎动异常：如果 12 h 胎动少于 20 次，则为异常；少于 10 次，则表明胎儿有危险，在子宫内有缺氧现象。如果在一段时间内胎动超过正常次数，胎动频繁，或无间歇地躁动，也是宫内缺氧的表现。胎动次数明显减少直至停止，是胎儿在宫内重度窒息的信号。

3. 监测胎动的意义

胎动正常，表示胎盘功能良好，输送给胎儿的氧气充足，胎儿在子宫内生长发育健全，愉快地活动着。

4. 不同时期的胎动特点

（1）妊娠早期的胎动。超声见到的妊娠早期胎动有几种不同的类型，妊娠 7 ～ 8 周时，可见到胚芽有轻微的波纹状运动；9 周左右出现小的抽动；9 周后更明显；9 ～ 10 周可见到较强的抽动；10 以后则出现飘动、浮动及跳动等较强的运动。

（2）妊娠中期以后的胎动。类型更多，如惊跳、全身运动、孤立的上肢或下肢运动、屈伸头部、转头、转身、伸展、张口、手触脸部、呃逆、打哈欠、吸吮、吞咽等。这些运动，在妊娠 13 ～ 15 周达最高峰，17 周后逐渐减少。

（3）足月后的胎动。接近足月后，尤其是 38 周后，较大幅度的全身运动更少，仅能观察到眼的运动、张口、手的活动及呼吸运动等。

Ⅲ．实训目标

素养目标	知识目标	技能目标
1. 具有临床评判性思维 2. 具有爱心、耐心、责任心 3. 具有团队协作意识	1. 能描述胎动的定义及类型 2. 能描述正常胎动频率及特点	1. 能正确监测胎动 2. 能正确判断胎动是否正常 3. 能正确评估胎儿在宫内的安危情况

Ⅳ．实训任务分析

重点	难点
1. 用物准备 2. 指导孕妇正确配合 3. 正确计算胎动及判断胎动是否正常 4. 对孕妇的关爱	1. 计算胎动频率 2. 辨认胎心监护图形

		V. 实训流程		
步骤		操作说明及注意事项		素养提升
操作前准备	环境准备		关闭门窗，光线明亮，室内温度在 24～26℃，屏风或围帘遮挡，抬高床头 15°～30°	
	物品准备		纸、笔、手表	准备用物时，要细心、全面，也要顾及孕妇个性化需求
	操作人员准备		着工作服、洗手	
	患者准备	评估孕妇的孕周、认知能力和自理能力		

V.实训流程			
步骤		**操作说明及注意事项**	**素养提升**
操作步骤	核对	核对孕妇住院号或诊疗号、床号、姓名，并向其解释，以取得合作	关注孕妇的需求，重视孕妇的感受，注意保暖及保护隐私，操作轻柔
	讲解方法	向孕妇讲解数胎动的方法及重要意义	
	摆放体位	指导孕妇摆好体位，必要时暴露腹部皮肤，将孕妇双手放于腹壁上，感觉胎动	
	监测方法	每天早、中、晚各数一次胎动，每次1h，计算12h的胎动。数胎动时，指导孕妇记录于纸上，或借助一些胎动计数软件进行监测	

步骤		操作说明及注意事项	素养提升
V.实训流程			

操作步骤	洗手、记录、评价	洗手，根据医嘱观察并记录，发现异常及时报告医生。评价孕妇对自数胎动的掌握程度	爱惜用物、热爱劳动
	整理用物	协助患者整理衣物并取舒适体位。整理床单及其他用物	

VI.考核评价

个人评价

小组评价

组间评价

学校教师评价

Ⅶ．实训反思
1. 操作中与孕妇沟通要点有哪些？ 2. 拟出操作流程的思维导图。 3. 遇到孕妇情绪比较紧张时，应该如何进行有效沟通？

Ⅷ．拓展学习

第一次胎动是什么感觉？

1. 胎动时间频率与感觉

孕 7～15 周：最原始胎动到动作慢慢增强，一般情况下孕妇感觉不到。

孕 16～20 周：感觉到胎儿轻微动作，感觉像腹部肠胃蠕动、脉搏跳动、小鱼吐泡泡、咕噜咕噜、小动物一跳一跳、蝴蝶扇动翅膀等；如果胎儿胎动幅度较大，可能会有一种抽搐感，胎动位置集中在下腹肚脐周围。

孕 20～24 周：胎儿越来越活跃，胎动感觉像有人在叩门，有时碰击在腹壁上偶尔会鼓起小包。胎动的位置由肚脐向两侧扩展逐渐到达胃部。

孕 28～32 周：胎动变得越来越频繁，是最活跃的时段。尤其是孕 32 周胎动达到最高峰值。孕妇肚子里像住着个孙悟空翻跟头、游泳，对孕妇拳打脚踢，甚至可以在腹部看到类似胎儿的小脚丫或小手掌形状，有时还能听见胎儿打嗝声。

孕 32～40 周：胎动减少，动起来像小猪拱，特别是孕 38 周后，由于羊水量减少和空间减小，再加上胎头入盆，胎儿变懒不好动，蹬腿时孕妇可能会感到胸部或肋骨疼痛。一般晚上胎动比白天更活跃，两个活跃高峰是 7:00～9:00 和 23:00～01:00。

胎儿也有睡眠周期（持续 20～40 min），但正常健康胎儿的睡眠期很少超过 90 min。

2. 胎宝宝最喜欢活动的时间

①开心时：像波浪一样柔和地蠕动；

②伸懒腰时：同时好几个方向鼓起来；

③不高兴时：力度很大或突然一下子；

④打嗝时：很有节律的、持续不断的胎动；

⑤翻身时：一下这边鼓起来，一下那边鼓起来；

⑥睡觉前：宝宝晚上活动时间最为频繁；

⑦吃饭后：母体血糖升高，活动力增强；

⑧洗澡后：母体放松且血液循环加快，刺激胎儿活动；

⑨对肚皮说话或把手放在肚皮：胎儿会回应；

⑩听音乐时：胎儿会变得爱动。

根据以上描述，请你谈谈胎动监测时，应该如何与孕妇沟通？

模块三

接生管理

任务一　产妇管理

实训项目 3-1-1　产房管理

Ⅰ.实训任务导入

【案例】实习同学小李，进入医院实习，第一个科室就是产科，跟着带教老师进入产房学习，看到各种仪器设备、抢救车，以及助产士老师们耐心陪伴孕妈妈们，守护产程，只为婴儿出生那一刻的啼哭。

【问题】1. 实习同学小李进入产房需要做好哪些准备？

2. 产房应如何合理分区？

3. 产房药品该如何管理？

Ⅱ.知识链接

现代产房建设不仅要配备与业务量相适应的、必备的、先进的医疗设备，还要配备人员充足、梯队合理、技术过硬的医护团队，更要有严格的制度、严密的流程、严格的管理。只有这样，才能最大限度地保障母婴安全，降低产妇死亡率和新生儿发病率。

一、人员配置

从事助产技术人员应具有国家认可的医学专业学历，并经过助产专业岗前培训。产房医师应取得执业医师资格证书或执业助理医师资格证书，护士应取得护士执业证书。医护人员均应取得母婴保健技术考核合格证书。产房分娩床与助产士之比为 1∶3；待产床与助产士之比为 1∶0.5。根据医院实际情况配置一定数量的医师。每次分娩，至少有 1 位熟练掌握新生儿窒息复苏技术的医护人员在场。

二、产房区域设施

1. 非限制区

设在产房最外侧，包括平车入室区、产妇急诊入院处置室、换鞋更衣区、卫生间、值班休息室、宣教实操室和污物间等。

2. 半限制区

设在中间，包括办公室、待产室、治疗室、杂物室、被服储备室、敷料准备室、器械洗涤间、库房等。

3. 限制区

设在产房最内侧，包括分娩室（分正常分娩室、隔离分娩室、温馨分娩室）、备用手术间、中孕引产室、刷手间及无菌物品存放室等。

Ⅱ．知识链接

三、药品管理

产房应配备与功能任务相符合的物品、药品和急救设备。药品管理要求专人保管、定期检查、及时补充和更换。

（1）科室护士长为科室药品管理的第一责任人，指定专人负责科室急救药品、备用药品的有效期维护、储存等工作，监督科室急救药品管理，定期全面检查，发现问题及时制定措施并迅速整改。

（2）建立《产房备用药品质量检查表》，检查者对检查情况如实记录，检查内容包括药品数量，有无积压、变质、变色等质量问题及有效期。对于有效期小于6个月且科内使用量少的药品，及时提醒更换。对存在的问题及时反馈并迅速整改。

（3）药品的摆放。

①专人管理：口服药、外用药、注射药分开放置，以免误用。所有药品贮存盒/瓶外标识清楚，原盒包装，安全存放，随时可得。建议抢救药品编号并顺序存放，抢救流程中用药应注明药品的存放位置（冰箱或急救柜）及药品在急救柜中的编号，便于抢救时及时取得，通常将使用频率高的药物放在第一层。

②急救柜各层物品应标识清楚，柜锁采用一次性锁或封条管理，便于抢救时即时拿取，抢救后即时检查物品的使用情况，做到及时补充，弹性管理，避免上锁延误抢救或开放管理时物品三班检查交接的人力浪费及物品的临时短缺。

③剧、毒、麻、贵重药品"五专"管理，即专人负责、专柜加锁、专用账册、专用处方、专册登记。

④设置产科常见危急重症抢救用药，以方便抢救。

四、物资（设施设备）管理

1. 放置

做到"四定"（定物品种类、定位放置、定量保存、定人管理）、"三及时"（及时检查、及时维修、及时补充）。

2. 使用

做到"规范培训，规范使用，规范保养"，即在使用仪器设备前必须根据其性能、使用说明书及有关资料，对全员进行严格而又切实可行的操作规程、注意事项、保养制度等系统培训，建立护士正确使用仪器设备的培训记录，并制定基本操作流程和应急、故障分析排除方法，定期预防性保养。

3. 维护

抢救器材及物品每周检查，发现设备故障应悬挂"需维修"提示牌，及时报告主管人员，并通知设备人员及时维修，保持性能良好，严防损坏和遗失。应备有设备设施故障的应急预案，一般不准外借。

4. 产房急救物品管理核查表

日期	时间	抢救设备（　）类 运行正常	抢救药品（　）类 封条完好	抢救液体（　）类 封条完好	抢救物品（　）类 封条完好	封条开封齐备完好无过期无变质	接班者签名	检查签字 检查者	护士长	备注

备注：

（1）交接检查时，检查所有药品、物品、设备齐备完好，无过期、变质。同时检查氧气枕是否充盈，呼吸球囊面罩是否漏气，应急灯照明是否符合要求。

（2）若进行氧气枕充气、应急灯充电，应在备注栏内记录。

（3）常见的抢救设备包括吸引器、心电监护仪、注射泵、氧气筒、呼吸机、除颤仪、洗胃机、输液泵等。各科室根据科室实际情况备齐抢救设备，并在登记表中填写其类。

续表

Ⅲ . 实训目标

素养目标	知识目标	技能目标
1. 具有临床评判性思维 2. 具有爱心、耐心、责任心 3. 具有团队协作意识	1. 描述从事助产工作的岗位要求 2. 描述产房分区 3. 描述产房药品如何管理	指导孕妇正确进入产房

Ⅳ . 实训任务分析

重点	难点
1. 了解产房布局 2. 产房人员组成、床护比	1. 药品管理 2. 物资管理

Ⅴ . 实训流程

步骤		操作说明及注意事项	素养提升
产房人员管理	资质要求	 产房医生或助产士均应取得《母婴保健技术考核合格证书》	依法、合法执业
	进入产房	 着工作服、工作鞋，戴口罩、帽子	
	素质要求	产程中应当以产妇及胎儿为中心，提供全程生理及心理支持、导乐陪伴、镇痛分娩等人性化服务	

Ⅴ．实训流程			
步骤		操作说明及注意事项	素养提升
产房人员管理	患者准备	统一着病员服	依法、合法执业
	产房人员外出	 着工作服	着装整洁，符合职业标准
产房药品管理	专人管理	 口服药、外用药、注射药分开放置，分基数药与抢救药	管理药品要规范，及时检查有效期，保证药品质量

V.实训流程			
步骤		操作说明及注意事项	素养提升
产房药品管理	急救柜各层物品应标识清楚	 柜锁采用一次性锁或封条管理	标识药品清晰，保障急救使用的准确性
	剧、毒、麻、贵重药品管理	 "五专"管理，即专人负责、专柜加锁、专用账册、专用处方、专册登记	特殊药物管理的规范性
产房仪器设备管理	放置	 做到"四定"（定物品种类、定位放置、定量保存、定人管理）、"三及时"（及时检查、及时维修、及时补充）	

V．实训流程				
步骤		操作说明及注意事项		素养提升
产房仪器设备管理	使用		做到"规范培训，规范使用，规范保养"	
	维护		抢救器材及物品每周检查，发现设备故障应悬挂"需维修"提示牌，及时报告主管人员，并通知设备人员及时维修，保持性能良好，严防损坏和遗失。应备有设备设施故障的应急预案，一般不准外借	定时定人维护抢救器材，保证使用时没有任何障碍，也是对患者生命安全的保障

VI．考核评价
个人评价
小组评价
组间评价

续表

Ⅵ．考核评价
学校教师评价

Ⅶ．实训反思

1. 拟出进出产房的思维导图。
2. 拟出进出产房物资及药品管理的思维导图。

Ⅷ．拓展学习

产房常用的急救药品有哪些？保管的注意事项有哪些？

实训项目 3-1-2　自然分娩技术

Ⅰ．实训任务导入

【案例】李某，女，26 岁。以"G_1P_0，孕 39^{+3} 周，见红 1 天，规律性宫缩 2 h，临产"于 7 月 3 日 13 时入院。医生及护士进行入院评估与检查。

体格检查：T 36 ℃，P 84 次 /min，R 20 次 /min，BP 128/78 mmHg。身高 165 cm，体重 59 kg。

辅助检查：血常规、凝血全套、肝肾功能正常，B 超提示宫内单活胎，头位，估计体重 3.0 kg。

产科检查：宫高 31 cm，腹围 93 cm，胎方位 LOA，胎心 136 次 /min，子宫规律收缩，30 ～ 35 s/5 min，强度弱。先露头，入盆，已衔接。骨盆外测量 25-28-20-9 cm。阴道指诊：宫口开 1 cm，先露 S^{-2}，胎膜未破。7 月 3 日 17 时宫缩 25 ～ 35 s/3 min，强度中。阴道检查：宫口开 3 cm，先露 S^{-2}。

病房护士搀扶产妇入待产室，病房护士与助产士交接产妇的情况。在待产室内，产妇产程不断进展，疼痛加剧。

【问题】1. 助产士与产妇沟通时的注意事项有哪些？

2. 正常产程应该如何分期？

Ⅱ．知识链接

1. 正常分娩定义

正常分娩是指妊娠 37 ～ 41^{+6} 周的孕妇自然临产，产程进展正常，胎儿以头位自然娩出，且分娩后母儿状态良好的分娩。

2. 正常分娩的影响因素

四大影响因素：产力、产道、胎儿、产妇心理因素。

3. 分娩方式的评估

评估产力是否正常，产妇心理因素是否适合阴道分娩，评估宫高、腹围，估计胎儿的大小，结合腹部 B 超检查确定胎儿大小、胎位、先露及胎盘的位置，进行产前检查，确定骨盆内径是否适合阴道分娩。综合影响分娩的四大因素，最终确定分娩方式。

4. 临产的标志

规律宫缩且逐渐增强，收缩 30 s 以上，间歇 5 ～ 6 min，同时伴进行性宫口扩张、宫颈管消失和胎先露下降。

5. 产程的几个概念新标准

第一产程：又称子宫颈扩张期，指临产开始直至宫口完全扩张，即宫口开全（10 cm）。

第一产程分为潜伏期和活跃期。潜伏期是指从规律宫缩至宫口扩张 4 ～ 6 cm。活跃期是指从宫口扩张 6 cm 至宫口开全。

潜伏期延长：初产妇 >20 h，经产妇 >14 h。活跃期停滞：活跃期以宫口扩张 6 cm 为标志，当破膜且宫口扩张 ≥ 6 cm 后，如果宫缩正常，宫口停止扩张 ≥ 4 h 可诊断活跃期停滞；如果宫缩欠佳，宫口停止扩张 ≥ 6 h 可诊断为活跃期停滞。

第二产程：又称胎儿娩出期，指从宫口开全至胎儿娩出的全过程。对于初产妇，如未行椎管内镇痛，第二产程超过 3 h 可诊断第二产程延长；如行椎管内镇痛，超过 4 h 可诊断。对于经产妇，如未行椎管内镇痛，超过 2 h 可诊断第二产程延长；如行椎管内镇痛，超过 3 h 可诊断。

第三产程：又称胎盘娩出期，指从胎儿娩出至胎盘娩出的过程。一般需要 5 ～ 15 min，不超过 30 min。

6. 灌肠禁忌证

初产妇宫口扩张到 5 cm 及以上，或经产妇宫口扩张到 3 cm 及以上，都不能进行灌肠；分娩期出现胎膜早破、胎儿窘迫等情况时，不能进行灌肠；孕妇具有中高度以上的妊娠期高血压、先天性心脏病、剖宫产史等情况，均不能进行灌肠。

续表

Ⅱ．知识链接

7. 新生儿 Apgar 评分的标准

体征	分数		
	0 分	1 分	2 分
每分钟心率	0	小于 100 次	100 次及以上
呼吸	0	浅慢且不规则	佳
肌张力	松弛	四肢稍屈	四肢活动
喉反射	无反射	有些动作	咳嗽、恶心
皮肤颜色	苍白	青紫	红润

注：评分为 8～10 分为正常新生儿，4～7 分为轻度窒息，0～3 分为重度窒息。

8. 胎盘剥离征象

子宫体变硬呈球形，宫底上升达脐上；阴道口外露的脐带自行延长；阴道少量流血；用手掌尺侧在产妇耻骨联合上方轻压子宫下段时，子宫体上升而外露的脐带不再回缩。

9. 对产后 2 h 产妇监护的内容

产妇的生命体征、阴道流血、子宫收缩情况、膀胱充盈度、急危征象。

Ⅲ．实训目标

素养目标	知识目标	技能目标
1. 具有临床评判性思维 2. 具有爱心、耐心、责任心 3. 具有团队协作意识	1. 描述影响分娩的因素及子宫收缩特点 2. 描述临产诊断、产程分期、新生儿 Apgar 评分标准 3. 描述第一、二、三产程产妇的整体护理	1. 能进行胎心监测和宫缩、胎先露下降的观察 2. 能进行接产准备、外阴消毒、铺巾操作 3. 能对新生儿进行护理

Ⅳ．实训任务分析

重点	难点
1. 接产准备 2. 第一、二、三产程的监护 3. 新生儿的护理 4. 对产妇、新生儿的关爱	1. 保护会阴 2. 疼痛护理

Ⅴ．实训流程

步骤		操作说明及注意事项	素养提升
操作前准备	环境准备 	关闭门窗，光线明亮，室内温度在 24～28 ℃，湿度为 55%～60%，空气清新、爽洁，环境舒适	准备用物时，要细心、全面，也要顾及产妇个性化需求

V. 实训流程			
步骤		操作说明及注意事项	素养提升
操作前准备	物品准备		产床、产包、婴儿辐射台、胎儿电子监护仪、电子秤、氧气接口等
	操作人员准备		洗手、戴口罩、穿接生衣、戴手套
	患者准备		排空膀胱，保持良好心态，选择舒适的体位

（素养提升栏，跨操作人员准备与患者准备两行）：准备用物时，要细心、全面，也要顾及产妇个性化需求

续表

V．实训流程				
步骤		操作说明及注意事项		素养提升
第一产程	生活照护	饮食指导	根据产妇的喜好，选择合适的食物，摄入易消化、高能量、高热量的食物，如巧克力等，摄入足够水分	注意食物的量、温度，协助产妇摄入
		活动与休息	在没有出现阴道流血、阴道排液的情况下，宫缩时，指导暂停活动，间歇时，可以下床轻微活动，发现异常及时处理	指导产妇要有足够的耐心，同时观察产妇宫缩、生命体征要细心
		排空膀胱	鼓励并协助产妇及时排空膀胱，减轻充盈的膀胱阻碍胎先露下降	关注产妇的需求，重视产妇的感受，注意保暖及保护隐私，操作轻柔

续表

	步骤	操作说明及注意事项	素养提升
第一产程	测血压	 在宫缩间歇时测量血压，准确读数并记录	关注产妇的感受，动作轻柔，注意保暖
	测体温	 协助产妇测量体温，并记录	
	疼痛护理	1.陪伴并倾听产妇的疼痛感受，进行心理支持 2.指导产妇的呼吸和放松运动，间歇时，指导产妇放松休息，恢复体力，减轻痛苦	对产妇要有足够耐心、爱心

Ⅴ.实训流程

步骤		操作说明及注意事项	素养提升
第一产程	观察宫缩	当有宫缩时,助产士一只手轻轻按压产妇腹部,感受子宫收缩变硬、变软的程度及持续时间	关注产妇的感受,理解子宫收缩疼痛对产妇的影响,及时给予回应,并鼓励产妇摄入能量与水分
	听胎心	位置:在胎儿背部上方对应的腹壁 方法:听筒、多普勒胎心仪、胎心监护仪 正常值:110～160次/min 听取时间:1 min	仔细听清胎心音次数及强度,关注产妇感受,并及时回应
	四步触诊	双手指腹在子宫底部触及宫底,了解宫底高度和占据宫底的胎儿部位	动作轻柔,双手温暖,及时了解产妇的感受,注意保暖和保护隐私

Ⅴ．实训流程			
步骤		操作说明及注意事项	素养提升
第一产程	四步触诊	双手置于子宫两侧，交替轻轻按压，了解羊水深度，以及胎儿四肢与胎背的位置	动作轻柔，双手温暖，及时了解产妇的感受，注意保暖和保护隐私
		一手拇指与四指分开，置于耻骨联合上，握住先露部，了解胎儿先露及先露入盆程度	
		面向产妇足部，双手置于先露两侧，向下轻轻深压，左右晃动，了解胎儿先露及先露入盆程度	
	肛查	了解宫口开大与胎先露下降程度	询问产妇的感受，减轻其不适感，并鼓励产妇

Ⅴ.实训流程

步骤	操作说明及注意事项	素养提升
第二产程 绘制产程图	在产程图上记录肛查结果，并判断宫口开大及胎先露下降有无异常，并及时处理	绘制时，做到及时、认真、仔细、准确判断
接生用物准备	接生包、器械、药物、其他用品	接生用物准备齐全，摆放整齐，清点数量
外阴清洁、消毒	助产士使用消毒的肥皂水进行外阴的清洗，顺序是双侧的小阴唇、大阴唇、阴阜、两侧大腿内侧的1/3，最后清洗肛门；再使用碘伏进行消毒。更换持物钳，再以相同的顺序消毒	注意关注产妇的感受，注意保暖、保护隐私，遵守无菌规定
铺巾	(a)　　　　(b) 消毒之后铺无菌治疗巾进行接产准备	关注产妇的感受

V.实训流程			
步骤		操作说明及注意事项	素养提升
第二产程	保护会阴	当会阴后联合比较紧张时,在会阴部放置一块治疗巾,右手拇指与四指分开托住会阴后联合,宫缩时,向上向内用力保护会阴,左手协助胎头娩出	正确掌握保护会阴的时机,及时鼓励产妇配合宫缩用力,保护会阴的手法正确,用力方向正确,力度适宜
	胎儿娩出	协助胎头俯屈、仰伸,当胎头娩出后,及时清理口、鼻腔内羊水等,再协助复位、外旋转,直至胎儿娩出	正确掌握胎儿分娩机制过程,关注产妇的感受,及时反馈产程进展,取得产妇的配合

续表

	步骤	操作说明及注意事项	素养提升
V．实训流程			
第二产程	清理新生儿气道	新生儿娩出后，及时清理口、鼻腔分泌物，对新生儿进行 Apgar 评分	清理口、鼻腔分泌物动作轻柔，对新生儿充满呵护关爱，珍惜新生命
	脐带处理	1. 距肚脐根部上 15 cm，用两把止血钳夹住脐带，在止血钳之间剪断脐带 2. 消毒脐根部，距离脐根部上方 1～2 cm 处用棉线、气门芯、脐带夹夹住脐带，在上方 0.5～1 cm 处剪断脐带，挤出断端残余脐血	1. 确保新生儿评分正常时，处理脐带 2. 脐带处理时动作轻柔，注意保暖，观察新生儿的状态是否正常，发现异常及时处理

V . 实训流程			
步骤		操作说明及注意事项	素养提升
第三产程	新生儿护理	 对新生儿进行体重、身长、头围、胸围、体格检查,擦去血迹、胎脂,戴手环,穿衣保暖	检查新生儿要仔细,动作轻柔,密切观察新生儿生命体征并评分,发现异常及时处理
	胎盘剥离征象	观察胎盘剥离四大征象、阴道流血量、产妇的生命体征	关注产妇的感受,发现不适及时回应

	步骤	操作说明及注意事项		素养提升
第三产程	协助娩出胎盘		确定胎盘剥离后，协助胎盘、胎膜娩出，并检查其完整性，发现异常及时处理	仔细观察产妇的生命体征、阴道流血量、膀胱充盈、腹痛情况及其他感受，及时回应产妇的需求
	产后休息		产妇生产后，在产房休息2 h，观察产妇生命体征、子宫收缩、阴道流血量、膀胱充盈等情况，发现异常及时处理	与产妇沟通态度温和，语气和蔼，关注产妇的感受和身体的舒适度，及时回应产妇需求
操作后处理	整理用物		污物分类处理，整理产房用物，保持清洁	爱惜用物、热爱劳动

Ⅴ．实训流程

续表

V.实训流程			
步骤		**操作说明及注意事项**	**素养提升**
操作后处理	健康教育	对家属及产妇进行健康宣教，注意休息与活动的调适，保持心情愉悦，有任何不适及时告知	对产妇及新生儿给予身心方面的关爱

VI.考核评价
个人评价
小组评价
组间评价
学校教师评价

VII.实训反思

1.操作中与产妇沟通要点有哪些？

2.拟出操作流程的思维导图。

3.遇到产妇情绪比较紧张时，助产士应该如何进行有效沟通？

Ⅷ．拓展学习（特殊案例的处理）

1. 对妊娠糖尿病产妇，助产士接产时应该如何有针对性地进行处理？

2. 请阅读下列一段文字，并回答相应问题。

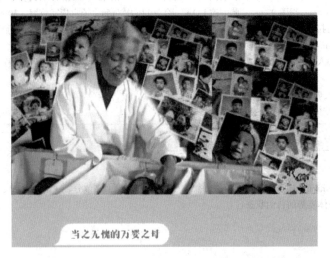

当之无愧的万婴之母

　　2016 年 9 月 22 日，82 岁的刘燕给林巧稚写了一封迟到 52 年的感谢信。信中有这么一段："人还没进病房，笑声先来了：'胖姑娘在哪里？快抱给我看看！'一位女护士将我刚刚出生的女儿从婴儿室抱出，交到林大夫手中，林巧稚抱起胖丫头，满心喜悦，不由得亲了一下她肉嘟嘟的小脸蛋。"当时，刘燕刚刚痛失丈夫，协和医院的医护人员对她女儿的爱和关心，使她重新燃起了对生活的憧憬和希望。时间转瞬而逝，一天，刘燕在电视上偶然看到关于林巧稚的报道，当年情境再次浮现在眼前，感恩之情油然而发，于是，就有了这封迟到 52 年的感谢信。刘燕的故事只是大海中的一朵浪花，半个多世纪里，林巧稚亲手接生了 5 万多个孩子，许多父母给孩子起名为"念林""怀林""敬林"，以表达对她的敬爱和纪念。

　　说说你读到这段文字，对林巧稚先生的印象有哪些？请阅读林巧稚先生相关资料。

实训项目 3-1-3 自由体位分娩技术

【案例】李某，女，26岁。以"G_1P_0，孕 39^{+3} 周，见红 1 天，规律性宫缩 2 h，临产"于 7 月 13 日 13 时入院。医生及护士进行入院评估与检查。

体格检查：T 36 ℃，P 84 次 /min，R 20 次 /min，BP 128/78 mmHg。身高 165 cm，体重 59 kg。

辅助检查：血常规、凝血全套、肝肾功能正常，B 超提示宫内单活胎，头位，估计体重 3.0 kg。

产科检查：宫高 31 cm，腹围 93 cm，胎方位 LOA，胎心 136 次 /min，子宫规律收缩，30 ～ 35 s/5 min，强度弱。先露头，入盆，已衔接。骨盆外测量 25-28-20-9 cm。阴道指诊：宫口开 1 cm，先露 S^{-2}，胎膜未破。7 月 13 日 17 时宫缩 25 ～ 35 s/3 min，强度中。阴道检查：宫口开 3 cm，先露 S^{-2}。

病房护士搀扶产妇入待产室，病房护士与助产士交接产妇的情况。在待产室内，产妇产程不断进展，疼痛加剧。病员拒绝卧床休息。

【问题】1. 助产士此时该如何护理该孕妇？

2. 自由体位分娩的注意事项有哪些？

一、自由体位分娩定义

自由体位（free position）即身体姿势"随心所欲"，不受限制。自由体位分娩（labor in liberal position）则特指在分娩过程中孕产妇身体姿势的自由状态。

二、常见的自由体位分娩种类及优缺点

1. 侧卧位分娩

体位摆放：（侧卧弓箭步）产妇侧卧，身体后移，摆正头部，双膝间垫软枕，右脚蹬在产床脚架上，宫缩时产妇保持右腿弯曲屏气用力，间歇期放下休息。

分娩优势：

（1）增大骨盆空间；

（2）降低分娩速度；

（3）减少胎儿窘迫发生；

（4）减少会阴撕裂；

（5）有利于骶骨向骨盆后方移位和纠正异常胎方位；

（6）有助于降低血压。

分娩劣势：对抗重力，不利于产程进展。

2. 站立位分娩

体位摆放：面向产床站立，产妇手肘与床成 90°，双腿分开与肩同宽。宫缩时，产妇双手抓住床栏、扶手等支撑物，双腿弯曲向下用力，也可身体前倾，趴在产床上用力。宫缩间歇期可给予产妇背部按摩或指导骨盆摇摆运动，疲惫时可坐座椅上休息，补充体力。（注意两腿间垫床纸，以免分泌物过多打滑）

分娩优势：

（1）借助重力作用；

（2）增大骨盆入口，胎轴与骨盆入口一致；

（3）帮助胎头俯屈，配合骨盆摇摆，促进 OT 及 OP 位内旋转；

（4）减轻腰骶部的疼痛；

（5）增加产力，缩短产程。

分娩劣势：

（1）有新生儿坠地风险，助产士不愿用此体位接生；

（2）急产易造成子宫内翻；

（3）重力作用，血流速度快，产后出血相对较多；

（4）不能和镇痛类、镇静类药物联合使用。

Ⅱ．知识链接

3.蹲位分娩（常与站立位分娩联合使用，优劣势同站立位分娩）

体位摆放：产妇双脚着地，双腿打开与肩同宽，宫缩时下蹲，双手抓住床栏、扶手等支撑物，双膝分开用力。注意保证产妇安全，一两次宫缩后指导站立或坐下休息，以免发生神经性麻木。

4.跪趴位分娩

体位摆放：摇高床头大于60°，拉起床栏，双膝跪地或产床，双腿打开与肩同宽，身体前倾趴在床背上，双手扶床头。膝下垫软垫或佩戴护膝，减轻膝盖受压。宫缩时，双手抓住床头向下用力，间歇期可指导产妇坐于跪位辅助分娩凳休息。

分娩优势：

（1）借助重力作用，促使胎头下降；

（2）缓解脐带受压，减少因脐带受压导致的胎儿缺氧；

（3）较大程度增加骨盆入口，有助于枕后位胎儿旋转；

（4）减轻骶尾部疼痛及痔疮的压迫疼痛，缓解分娩疼痛；

（5）便于产妇骶尾部的按摩。

分娩劣势：

（1）产妇易疲劳，难以长时间承受膝盖压迫；

（2）不能使用硬膜外麻醉镇痛。

5.坐位分娩

体位摆放：产妇坐于分娩椅或产床上，双腿自然分开与地面成90°，双手握住两旁把手，背部可靠在椅背上，也可垂直坐于分娩椅上。

分娩优势：

（1）重力作用，缩短第二产程；

（2）增大骨盆入口，利于产力传导、胎头下降和旋转；

（3）减轻对腹主动脉及下腔静脉的压迫，改善胎盘循环，减少胎窘；

（4）有助于产妇休息，减轻腰骶部疼痛；

（5）便于肩部、骶部热敷及按摩。

分娩劣势：

（1）容易造成会阴裂伤；

（2）分娩时间超过1 h，容易导致会阴水肿；

6.仰卧位分娩（膀胱截石位）

体位摆放：产妇仰面平躺于床上，双脚平放于床面，或朝产妇肩部方向拉起双膝，即为膀胱截石位。

分娩优势：利于产科医疗观察与干预。

分娩劣势：对抗重力，第二产程相对延长。

Ⅲ．实训目标		
素养目标	**知识目标**	**技能目标**
1.具有临床评判性思维 2.具有爱心、耐心、责任心 3.具有团队协作意识	1.描述自由体位分娩的定义 2.能说出不同自由体位分娩的优劣势	1.能进行接产准备、外阴消毒、铺巾操作 2.能进行常见分娩体位的体位摆放及分娩接生

Ⅳ．实训任务分析	
重点	**难点**
1.接产准备 2.会阴消毒 3.新生儿的护理 4.对产妇、新生儿的关爱	1.保护会阴 2.疼痛护理

V．实训流程（侧卧位分娩）			
步骤		操作说明及注意事项	素养提升
操作前准备	环境准备	关闭门窗，光线明亮，室内温度在24～28℃，湿度为55%～60%，空气清新、爽洁，环境舒适	准备用物时，要细心、全面，也要顾及产妇个性化需求
	物品准备	产床、产包、婴儿辐射台、胎儿电子监护仪、电子秤、氧气接口	
	操作人员准备	洗手、戴口罩、穿接生衣、戴手套	
	患者准备	排空膀胱，保持良好心态，选择侧卧位	

续表

步骤		操作说明及注意事项	素养提升
侧卧位分娩技术	接生用物准备		接生包、器械、药物、其他用品	接生用物准备齐全，摆放整齐，清点数量

	步骤	操作说明及注意事项		素养提升
侧卧位分娩技术	外阴清洁、消毒	助产士使用消毒的肥皂水进行外阴的清洗，顺序是双侧的小阴唇、大阴唇、阴阜、两侧大腿内侧的1/3，最后清洗肛门；再使用碘伏进行消毒。更换持物钳，再以相同的顺序消毒，消毒范围足够大，在消毒之后要铺无菌治疗巾进行接产准备		注意关注产妇的感受，注意保暖、保护隐私，遵守无菌规定
	接生	(a) (b) (c) (d)	1. 用手适度控制胎头娩出速度 2. 配合良好者，指导不用力，均匀平静呼吸，利用宫缩力量缓慢均匀娩出胎儿 3. 配合较差者，利用宫缩间歇期指导用力，缓慢娩出胎儿	正确掌握保护会阴的时机，及时鼓励产妇配合宫缩用力，保护会阴的手法正确，用力方向正确，力度适宜
	娩肩	1. 面色红润，等待宫缩自然顺势娩肩 2. 面色淤紫，无法自行复位外旋转者，协助娩肩		正确掌握胎儿分娩机制过程，关注产妇的感受，及时反馈产程进展，取得产妇的配合

Ⅴ.实训流程（侧卧位分娩）

步骤		操作说明及注意事项	素养提升
侧卧位分娩技术	清理新生儿气道	新生儿娩出后，及时清理口、鼻腔分泌物，对新生儿进行 Apgar 评分	清理口、鼻腔分泌物动作轻柔，对新生儿充满呵护关爱，珍惜新生命
第二产程	脐带处理	1.距肚脐根部上 15 cm，用两把止血钳夹住脐带，在止血钳之间剪断脐带 2.消毒脐根部，距离脐根部上方 1～2 cm 处用棉线、气门芯或脐带夹夹住脐带，在上方 0.5～1 cm 处剪断脐带，挤出断端残余脐血	1.确保新生儿评分正常时，处理脐带 2.脐带处理时动作轻柔，注意保暖，观察新生儿的状态是否正常，发现异常及时处理
	胎盘剥离征象	观察胎盘剥离四大征象、阴道流血量、产妇的生命体征	关注产妇的感受，发现不适及时回应
	协助娩出胎盘	确定胎盘剥离后，协助胎盘、胎膜娩出，并检查其完整性，发现异常及时处理	仔细观察产妇的生命体征、阴道流血量、膀胱充盈、腹痛情况及其他感受，及时回应产妇的需求
	软产道检查	有伤口实施缝合	

	步骤	操作说明及注意事项	素养提升
V . 实训流程（侧卧位分娩）			
操作后处理	整理用物	污物分类处理，整理产房用物，保持清洁	爱惜用物、热爱劳动
	健康教育	对家属及产妇进行健康宣教，注意休息与活动的调适，保持心情愉悦，有任何不适及时告知	对产妇及新生儿给予身心方面的关爱

VI . 考核评价

个人评价
小组评价
组间评价

续表

Ⅵ．考核评价
学校教师评价

Ⅶ．实训反思
1．操作中与产妇沟通要点有哪些？ 2．拟出操作流程的思维导图。 3．遇到产妇情绪比较紧张时，助产士应该如何进行有效沟通？

Ⅷ．拓展学习
对产妇水中分娩，助产士接产时应该如何有针对性地进行处理？

实训项目 3-1-4 会阴切开缝合术

Ⅰ . 实训任务导入

【案例】李某，女，30岁。以"G_1P_0，孕39周，胎膜自破3 h，规律性宫缩4 h，临产"于8月3日13时入院。医生及护士进行入院评估与检查。

体格检查：T 36℃，P 84次/min，R 20次/min，BP 120/70 mmHg。身高165 cm，体重59 kg。

辅助检查：血常规、凝血全套、肝肾功能正常，B超提示宫内单活胎，头位，估计体重3.0 kg。

产科检查：宫高31 cm，腹围93 cm，胎方位LOA，胎心136次/min，子宫规律收缩，30～35 s/2～3 min，强度强。先露头，入盆，已衔接。骨盆外测量25-28-20-9 cm。阴道指诊：宫口开10 cm，先露S^{+1}，胎膜已破，羊水清亮。

病房护士立即用平车推入产房，病房护士与助产士交接产妇的情况。在产房内，助产士进行胎心监护、吸氧、心电监护、建立静脉通道后，指导产妇正确使用腹压，进行心理护理，14:06在会阴阻滞麻醉下侧切助娩一女活婴，重3 200 g。

【问题】1. 会阴切开的指征有哪些？
　　　　2. 会阴切开术式的选择有哪些？

Ⅱ . 知识链接

1. 会阴切开定义

会阴切开（episiotomy）是指分娩第二产程中为避免会阴及盆底组织严重裂伤，减轻盆底组织对胎头的压迫，缩短第二产程，加速分娩的手术；也是初产妇臀位助产或实施产钳、胎头吸引术的辅助手术。会阴切开分侧切开和正中切开两种，由于正中切开多并发Ⅲ度会阴裂伤，故临床上多以会阴侧切为主。

2. 会阴切开的评估

经阴道分娩者，应动态评估孕妇盆底及会阴条件，尤其在第二产程，根据胎儿情况、产程进展、头盆关系、盆底及会阴条件等，经知情同意，以下情况酌情考虑行会阴切开术。

（1）会阴坚韧、肌肉组织厚重、水肿，会阴有手术瘢痕形成，前次修复良好的会阴切开。

（2）会阴体较短、阴道后壁和直肠前壁空间较小、耻骨弓狭窄等，估计会阴阴道裂伤不可避免或不进行会阴切开可能导致更严重会阴阴道裂伤。

（3）阴道助产：胎吸助产、产钳助产、臀位助产术和肩难产等。

（4）第二产程延长、宫缩乏力、胎儿宫内窘迫、产妇存在合并症或并发症（如妊娠高血压综合征、合并心脏病等）须尽快娩出胎儿或终止妊娠者。

（5）胎儿因素：胎儿异常（早产儿、巨大儿）、胎位异常（持续性枕后位、面先露和臀位）。

（6）预防性切开：保持盆底的完整性，为产科操作提供更多的空间，偶尔用于为扩大手术视野的经阴道手术。

限制性会阴切开评估表

一级指标	会阴条件											胎儿情况					配合程度				产力			意向	
二级指标	长度（cm）		弹性			颜色			厚度			炎症		大小（g）			胎方位		精神状态与腹压使用				宫缩强度			限制会阴切开要求	
三级指标	≤3	≥7	3～7	差	一般	好	苍白	潮红	暗红	肥厚	普通	瘦薄	有	无	>3 500	3 000～3 500	<3 000	异常	正常	烦躁	焦虑	平稳	弱	强	中	不要求	要求
分值																											
得分																											
总分																											

（总分≥16分，不行侧切；<16分，可行限制性切开）

Ⅱ．知识链接

3. 术式的选择

会阴切开分侧切开和正中切开两种。

会阴侧切开：可充分扩大阴道口，适于胎儿较大及辅助难产手术，其缺点为出血多，愈合后瘢痕较大。会阴侧切开时，切开球海绵体肌，会阴深、浅横肌及部分肛提肌，出血较多。

正中切开：出血少、易缝合、愈合后瘢痕小为其优点，容易并发Ⅲ度会阴裂伤为其缺点，故仅适于会阴体较长、胎儿不大的产妇，不适于难产手术的辅助切开。正中切开时，切开球海绵体肌及中心腱，出血较少。

4. 手术步骤

会阴切开手术步骤

5. 注意事项

缝合前：检查子宫收缩良好，胎盘娩出且检查完整性后，消毒外阴阴道，阴道纱条填塞阴道后穹窿及阴道上段，上推子宫，暴露宫颈及阴道下段，仔细检查产道有无裂伤、血肿、肛门括约肌的完整性，必要时肛门检查。会阴切开后的缝合应在常规处理宫颈、会阴阴道裂伤后进行。

缝合完毕后：取出阴道纱条，检查缝合处有无出血，阴道有无血肿，是否有异物残留。还应该检查直肠，确认缝合没有穿入直肠。任何有穿入直肠的缝合必须拆掉，以防止瘘管的形成。向产妇说明损伤的性质和缝合状况，并告知是否需要拆线。

6. 会阴麻醉的方法

会阴麻醉方法

7. 并发症的防治

会阴切开缝合术最常见的并发症是感染、水肿、裂开等。

（1）接产、缝合时，应清洁、消毒创面，仔细止血，缝合不留无效腔、对合组织结构，术后应保持外阴局部清洁，注意消毒，这些是防治并发症的重要措施。除非有感染的高危因素，否则不推荐常规用抗菌药物。

（2）会阴切开术切口裂开主要是由于缝合止血对合不良形成无效腔、血肿，或由于感染。小面积的裂开可用坐浴，由于有充分引流，几天到几周内可逐步愈合良好；更严重的裂口可用抗生素抗感染和坐浴治疗，当活动性感染征象消退后，在局部麻醉下进行清创二次缝合或二期修补术，如Ⅲ度或Ⅳ度裂伤切口裂开，宜行二期修补术。

（3）如会阴水肿，在术后 24 h 内，可用 95% 酒精湿敷或冷敷；24 h 后可用 50% 硫酸镁湿纱布热敷或进行超短波或红外线照射。保持大便通畅。

8. 会阴Ⅲ、Ⅳ度裂伤的缝合及阴道壁裂伤修复术

续表

Ⅲ. 实训目标

素养目标	知识目标	技能目标
1. 具有临床评判性思维 2. 要求沉着、冷静、思维清晰 3. 具有团队协作意识 4. 具有爱心、耐心	1. 掌握会阴切开的指征 2. 正确选择手术方式	1. 会阴体的评估 2. 掌握会阴切开的方法 3. 会阴阻滞麻醉的穿刺方法

Ⅳ. 实训任务分析

重点	难点
1. 会阴切开的评估 2. 会阴切开术的方法 3. 缝合的步骤 4. 与产妇的沟通、宣教	1. 会阴切开术合并阴道裂伤的缝合 2. 会阴阻滞麻醉的有效性

Ⅴ. 实训流程

步骤		操作说明及注意事项	素养提升
操作前准备	环境准备	关闭门窗，光线明亮，室内温度在 24 ～ 28 ℃，湿度为 55% ～ 60%，空气清新、爽洁，环境舒适	准备用物时，要细心、全面，严格执行无菌操作

V．实训流程			
步骤		操作说明及注意事项	素养提升
操作前准备	物品准备		手术衣、外科手套、手术帽、一次性外科口罩、无菌产包、20 mL空针、0.5%利多卡因20 mL
	操作人员准备		外科洗手、戴口罩、戴手术帽、穿手术衣、戴外科手套
	患者准备	膀胱截石位，排空膀胱	准备用物时，要细心、全面，严格执行无菌操作

V.实训流程			
步骤		操作说明及注意事项	素养提升
操作步骤	评估产妇分娩情况,做好解释工作	评估产妇会阴、宫缩、胎儿情况	做好告知工作,取得产妇的理解和配合
		(巡回护士)告知产妇操作目的及注意事项,取得配合,签同意书(可入院时签订)	
	铺设无菌台	调节产床的高度,重新铺无菌治疗巾,垫产妇臀下	
	器械准备		打开接生器械,增添所需用物,准备侧切术

Ⅴ. 实训流程				
步骤		操作说明及注意事项		素养提升
操作步骤	行会阴阻滞麻醉	推注药品前应回抽有无回血		做好告知工作，取得产妇的理解和配合
	选择切开方式	根据会阴条件决定侧切方法，如正中切开和侧切开		
		根据侧切的不同部位选择合适的位置，如侧切（会阴后联合中线偏左 45° 位置）、正中切（沿会阴后联合中间垂直切开）。位置选好后，再次消毒会阴体		
		再次确定侧切部位		
	行会阴切开术	宫缩间隙定位，放入剪刀，另一只手的食指和中指伸入阴道与先露之间，撑起会阴壁		操作有序，动作熟练、轻柔，做好产妇的安抚工作，防止产妇移动臀部，引起严重的撕裂伤
		当宫缩、产妇用力屏气时，剪开会阴 3～4 cm，切开后阴道内手指起到指引剪刀方向和保护胎儿先露部的作用		
	止血措施	切开后立即用纱布块压迫止血，如有小动脉出血，应钳夹止血		

V．实训流程			
步骤		操作说明及注意事项	素养提升
操作步骤	接生	保护会阴，协助分娩	注意用力往上托
	缝合	进行分层次缝合，不留死腔	操作熟练、动作利落
	检查	缝合完毕，进行双合诊检查，检查是否有血肿、无效腔	检查一定要仔细、全面
操作后处理	终末处理	清点器械、纱布张数，按规范处置分娩后用物，做好产房的终末消毒	做好接生物品的查对，特别是针头、纱布，严防医疗事故的发生
	记录	洗手，记录，要求记录完整、有逻辑性	
	查对	遵循查对制度，符合标准预防、安全原则	

续表

V . 实训流程			
步骤		操作说明及注意事项	素养提升
操作后处理	沟通	侧切术后，分娩顺利，没有Ⅲ度撕伤，母婴安全	与产妇有效沟通，关爱产妇

VI . 考核评价
个人评价

小组评价

组间评价

学校教师评价

Ⅶ．实训反思

1. 操作中与产妇沟通要点有哪些?
2. 拟出操作流程的思维导图。
3. 遇到产妇因疼痛配合度不佳时,助产士应该如何进行有效沟通?

Ⅷ．拓展学习

1. 如遇一名足月孕的经产妇马上分娩,此时胎心出现减速,怀疑胎儿窘迫,是否需要进行会阴切开术结束分娩? (讨论题)

2. 请阅读下列一段文字,并回答相应问题。

5 月 5 日是国际助产士节。

助产士,是什么?

也就是民间尊称的接生婆,

她们与我们认知的医生护士不一样,

她们集接生、护理于一身,

她们是这个世界上第一个拥抱你的人。

你读到这段文字后,谈谈你心中的助产士是什么样子的。

实训项目 3-1-5　产钳术

Ⅰ. 实训任务导入

【案例】李女士，28岁，G_1P_0，妊娠39周，骨盆外测量为23-25-18-9 cm，胎儿估计体重3 600 g，胎方位LOA，胎膜已破，宫口开全1 h，S^{+3}，宫缩40 s/min，胎心率90次/min，产妇疲倦。①胎头双顶径已达坐骨棘平面以下，胎膜已破。②无明显头盆不称，胎儿枕先露。经评估产妇第二产程延长，无头盆不称，予以行产钳术协助胎儿娩出。

【问题】1. 使用产钳术的适应证有哪些？
　　　　2. 使用产钳术的禁忌证有哪些？
　　　　3. 临床上最常用的产钳术是哪种？

Ⅱ. 知识链接

一、概述

产钳术是利用产钳固定胎头并牵引，协助胎头下降及胎儿娩出的产科手术。根据手术时胎头位置，产钳术可分为高位、中位、低位及出口产钳术。目前常用低位及出口产钳术。

1. 目的

缩短第二产程，帮助产妇顺利完成阴道分娩。

2. 适应证

头盆不称或宫缩乏力，导致第二产程延长；患有合并症或并发症及瘢痕子宫的孕妇，需要避免屏气用力，缩短第二产程；胎儿窘迫，需要紧急结束分娩；胎头吸引助产失败后确认无明显头盆不称者；臀位后出头困难者。

3. 禁忌证

骨盆狭窄或头盆不称；宫口未开全或胎头未衔接，颏后位、额先露、高直位或其他异常胎位；严重胎儿窘迫，估计短时间内不能经阴道分娩者。

二、术前护理

1. 评估

评估孕妇心理状况；评估孕妇产程进展程度、会阴情况等；评估产妇宫缩情况、胎心率的变化、胎方位等。

2. 环境准备

环境舒适、温湿度适宜。

3. 物品准备

无菌产钳、正常接产包、会阴切开包、吸氧面罩、无菌手套、新生儿抢救设备等。药品准备：麻醉药、抢救药品等。

4. 产妇准备

取得知情同意，取膀胱截石位，外阴消毒、铺巾。

5. 术者准备

有经验的产科医生或助产士进行操作，戴口罩、帽子，外科洗手，戴无菌手套。

三、操作程序

（1）阴道检查；

（2）建立静脉通道，做好新生儿复苏准备；

（3）双侧阴部神经阻滞后，行会阴左侧斜切开术；

（4）检查和润滑产钳，检查产钳的对合情况；

（5）放置产钳，先放左叶，再放右叶；

（6）合拢产钳，检查胎头与钳叶之间有无产道软组织或脐带，胎头矢状缝是否位于两叶中间，胎儿的后囟在产钳上缘一指处；

Ⅱ.知识链接

（7）牵引，在宫缩时沿产轴方向向下、向外缓慢牵引，助手保护会阴，宫缩间歇期应暂停牵引；

（8）取下产钳；

（9）娩出胎儿；

（10）术后观察及处理，指导产妇术后排尿及术后伤口的处理，对新生儿进行全身检查；

（11）检查与记录。

四、注意事项

术前需查清胎头位置，并纠正胎头为正枕前或正枕后位。应注意宫口是否开全，是否排空膀胱；牵引前要试牵，用力要均匀，不能将钳柄左右摇晃；产钳牵引应该为间歇用力，同时配合产妇的屏气用力；撤出产钳的时机有的主张全程牵引娩出胎头，可以尽快结束分娩，有的主张在着冠前取下产钳，然后产妇稍屏气用力按照分娩机制娩出胎头；术后注意观察产妇和新生儿的并发症。

五、操作后护理

评估产妇宫缩情况、阴道流血情况；评估产妇软产道损伤情况；评估产妇生命体征变化；密切观察新生儿。对产后 2 h 产妇监护的内容：产妇的生命体征、阴道流血、子宫收缩情况、膀胱充盈度、急危征象。

Ⅲ.实训目标

素养目标	知识目标	技能目标
1.具有临床评判性思维 2.具有爱心、耐心、责任心 3.具有团队协作意识	1.描述产钳使用的适应证和禁忌证 2.描述产钳使用的顺序	1.能正确放置产钳，掌握放置的顺序和方法 2.学会牵引的方法和娩出胎儿的手法 3.能正确下产钳

Ⅳ.实训任务分析

重点	难点
1.放置产钳 2.牵引 3.下产钳 4.对产妇、新生儿的关爱	1.放置产钳的顺序和手法 2.牵引的手法

Ⅴ.实训流程

步骤		操作说明及注意事项	素养提升
操作前准备	环境准备	关闭门窗，光线明亮，室内温度在 24～28℃，湿度为 55%～60%，空气清新、爽洁，环境舒适	准备用物时，要细心、全面，也要顾及产妇个性化需求

	步骤	操作说明及注意事项	素养提升

Ⅴ．实训流程

	步骤	操作说明及注意事项	素养提升
操作前准备	物品准备	消毒棉签、无菌纱布、治疗盘、带尾纱、4-0可吸收缝合线、50 mL 针筒、手术剪刀、止血钳、有齿镊、无齿镊、持针器、会阴侧切剪；用无菌液状石蜡润滑产钳匙部	准备用物时，要细心、全面，也要顾及产妇个性化需求
	操作人员准备	术者着装规范、外科洗手、穿手术衣、戴无菌手套	
	患者准备	产妇取屈膝仰卧位或膀胱截石位，常规会阴消毒，导尿排空膀胱；酌情进行会阴侧切 与患者沟通：经评估我们需要对您进行产钳术帮助您娩出胎儿，请问您同意这项操作吗？	
产钳术	术前检查	确定产妇宫口已开全，胎方位为枕前位，先露部位已达坐骨棘下 2 cm，胎头无变形	注意操作前的检查，观察产妇情况

Ⅴ.实训流程			
步骤		操作说明及注意事项	素养提升
产钳术	放置产钳 — 放置左侧产钳	放置产钳应先左后右。 　左手以握笔方式握左叶钳柄，钳叶垂直向下，右手伸入胎头与阴道壁之间做引导，使左叶产钳沿右手掌慢慢进入胎头与阴道壁之间，直到胎头左侧顶颞部，钳叶与钳柄在同一水平位，钳柄内面正向产妇左侧，将左侧钳柄交助手握住并保持原位不变	注意产钳放置的步骤和手法，动作轻柔
	放置右侧产钳	以左手中、食指伸入阴道后壁与胎头之间诱导右钳叶，缓慢滑向胎头右侧方，到达与左侧对称的位置	
	扣合产钳	如两钳放置适当，则锁扣可以吻合，钳柄自然对合；如不能扣合，则产钳放置位置不当。应查找原因，直至扣合为止。查明产钳与胎头之间无产道软组织与脐带加入，胎心无异常改变	注意产钳放置位置，保护胎儿头部，防止受伤
	牵引	宫缩时双手握住钳柄向下、向外沿产道方向缓慢牵拉，当胎头拨露时，逐渐将钳柄向上移动，使胎头逐渐仰伸而娩出。一次宫缩不能娩出胎头时，可稍放松锁扣，等待下次宫缩	牵引一定要轻柔，顺势而为，对产妇要充分关爱
	取下产钳	取下产钳应先右后左。当胎头额部外露时，双顶径越过骨盆出口，即可取下产钳，先右叶后左叶，然后按正常分娩助娩出胎儿	按顺序取下产钳，要仔细，避免损伤胎儿

V.实训流程			
	步骤	操作说明及注意事项	素养提升
产钳术	分娩胎儿	按照分娩机制助产,娩出胎肩、胎体	协助娩出胎儿,动作流畅
	娩出胎盘	观察胎盘剥离征象出现后,协助胎盘、胎膜娩出	仔细辨别胎盘剥离征象
操作后处理	整理用物	1.清点器械,查看有无遗漏,器械送至供应室消毒,对垃圾进行分类 2.七步洗手,脱口罩,记录	爱惜用物、热爱劳动
	健康教育	对家属及产妇进行健康宣教,注意休息与活动的调适,保持心情愉悦,有任何不适及时告知	对产妇及新生儿给予身心方面的关爱

VI.考核评价
个人评价
小组评价

Ⅵ. 考核评价
组间评价
学校教师评价

Ⅶ. 实训反思

1. 操作中与产妇沟通要点有哪些?

2. 拟出操作流程的思维导图。

3. 遇到产妇情绪比较紧张时,助产士应该如何进行有效沟通?

Ⅷ. 拓展学习

1. 对妊娠合并心脏病孕妇,助产士接产时应该如何有针对性地进行处理?

2. 请阅读下列一段文字,并回答相应问题。

王某当妈妈是幸运的,同时也是不幸的:新婚不到一年,就拥有了爱的结晶,本可以一家幸福美满地生活下去,结果查出了胰腺癌晚期,如果想要治疗,孩子就必然保不住,孕妈明确表示如果要引产,自己就跳楼。受孕 7 个月的时候,产妇为了让孩子存活的概率更大,决定延长一周剖宫产,这也就意味着自己存活的概率在被压缩。

最后孩子提前三个月出生,出生时体重只有 1000 克(两斤),母子二人在产房内见到的第一面,妈妈幸福地微笑了起来,术后医生检查发现产妇患上的是罕见的癌症,没有治愈的希望,只能想尽办法延长生命,得知这一噩耗,产妇却在笑着回忆宝宝在产房内亲自己的场景,"他亲我脸的时候,我真的是激动啊,感觉眼泪都要掉下来了。感觉很清晰,这股力量是心底最柔软的地方。"也许这就是母爱的伟大之处,为了孩子,一切的苦与累、生与死都不值一提。

读到这段文字,请说说你得到什么启发。

实训项目 3-1-6　胎头吸引术

Ⅰ.实训任务导入

【案例】王女士，28 岁，G_1P_0，妊娠 39^{+5} 周，LOT，枕先露，无妊娠合并症、并发症。宫口开全后，发现胎心率增快至 120～150 次 /min，可恢复，反复多次。产妇因过于紧张，前期用力过多而全身疲乏。查体：宫缩好，间隔 1 min，持续 30～40 s，胎膜已破，胎头 S^{+3}，骨盆条件可。

【问题】1. 使用胎头吸引术的适应证有哪些？
　　　　2. 使用胎头吸引术的禁忌证有哪些？
　　　　3. 胎头吸引术后护理工作有哪些？

Ⅱ.知识链接

一、概述

胎头吸引术是利用负压原理，使胎头吸引器吸附在胎头上，通过牵引吸引器，协助胎头娩出的方法。

（1）目的：应用胎头吸引协助娩出胎儿。

（2）适应证：病情需要缩短第二产程者；第二产程延长，或胎头已拨露达半小时仍不能娩出者；不宜屏气加压的孕妇；胎儿窘迫，需要紧急结束分娩。

（3）禁忌证：严重头盆不称、产道阻塞或畸形，不能经阴道分娩者；胎位异常（面先露、横位、臀位）；胎头位置高或宫口未开全者；胎先露位置高，未达坐骨棘水平以下者；刚进行过胎儿头皮采血者。

二、操作前

（1）评估：评估孕妇心理状况；孕妇产程进展程度、会阴情况等；产妇宫缩情况、宫口开大情况、胎心率的变化、胎方位、胎头下降情况等。

（2）环境准备：环境舒适、温湿度适宜。

（3）物品准备：胎头吸引器、负压吸引器、注射器、负压吸引管、血管钳、治疗巾、纱布、无菌手套、聚维酮碘消毒棉球、新生儿抢救设备等。

（4）药品准备：新生儿抢救药品等。

（5）产妇准备：取得知情同意，取膀胱截石位，外阴消毒、铺巾。

（6）术者准备：有经验的产科医生或助产士进行操作，戴口罩、帽子，外科洗手，戴无菌手套。

三、操作要点

1. 操作过程

确认宫口开全，胎头骨质部已达坐骨棘水平以下；建立静脉通道，做好新生儿复苏准备；行阴部神经阻滞麻醉，必要时会阴切开；放置吸引器；抽吸负压：金属杯吸引器一般抽气 150～200 mL，硅胶喇叭形杯吸引器仅 60～80 mL 即可形成足够负压；牵引：吸引时间主张 10～15 min，最长不超过 20 min，吸引不超过 2 次；娩出胎儿；术后观察及处理，指导产妇术后排尿及术后伤口处理；检查与记录胎头吸引术的过程、吸引压力、牵引次数、娩出时间、软产道及新生儿全身检查的情况等。

2. 注意事项

检查吸引器有无损坏、漏气，橡皮套有无松动，并把橡皮管连接在吸引器空心管柄上；操作条件：宫口必须开全，胎头必须衔接；正确放置吸引杯是胎头吸引术成功最重要的因素，吸引杯放置于矢状缝上、中心点在后囟前方 3 cm 处最合适；牵引应是间歇性的，应在宫缩配合产妇用力时一起牵引；术后注意观察产妇和新生儿的并发症。

四、操作后护理

评估产妇宫缩情况、阴道流血情况；评估产妇软产道损伤情况；评估产妇生命体征变化；密切观察新生儿。

Ⅲ.实训目标

素养目标	知识目标	技能目标
1. 具有临床评判性思维 2. 具有爱心、耐心、责任心 3. 具有团队协作意识	1. 描述胎头吸引术使用的适应证和禁忌证 2. 描述胎头吸引术使用的顺序	1. 能正确放置胎头吸引器，检查衔接是否紧密 2. 学会牵引的方法和娩出胎儿的手法 3. 能正确指导产妇术后护理

Ⅳ.实训任务分析	
重点	**难点**
1.放置胎头吸引器的护理配合 2.抽吸负压的注意事项 3.牵引时注意事项	1.检查衔接是否紧密 2.指导产妇术后护理

Ⅴ.实训流程			
步骤		**操作说明及注意事项**	**素养提升**
操作前准备	环境准备	关闭门窗，光线明亮，室内温度在24～28℃，湿度为55%～60%，空气清新、爽洁，环境舒适	准备用物时，要细心、全面，也要顾及产妇个性化需求
	物品准备	消毒棉球、无菌纱布、胎头吸引器、50 mL针筒、手术剪刀、止血钳、有齿镊、无齿镊、持针器、会阴侧切剪、导尿包 胎头吸引器，检查无漏气、无损坏、橡皮套无松动，用液状石蜡润滑胎头吸引器前端	
	操作人员准备	术者着装规范、外科洗手、穿手术衣、戴无菌手套	
	患者准备	产妇取屈膝仰卧位或膀胱截石位，常规会阴消毒，导尿排空膀胱；酌情行会阴侧切 核对产妇姓名、床号、手腕带信息。无误后向产妇解释操作目的，做好沟通，取得配合：经评估我们需要对您进行胎头吸引术帮助您娩出胎儿，请问您同意这项操作吗？	

V.实训流程			
	步骤	操作说明及注意事项	素养提升
胎头吸引术	术前检查	产妇宫口已开全，胎膜已破，胎儿左横位，无明显头盆不称，评估产妇会阴条件，必要时进行会阴切开	注意操作前的检查，观察产妇的情况
	放置吸引器	在行会阴侧切后，用中、食指伸入阴道口，掌侧向下撑开阴道后壁，右手持吸引器将胎头端向下压入阴道后壁前方	注意吸引器放置的手法，动作轻柔
	检查衔接	再用一手中、食指伸入阴道内，沿着吸引器的胎吸头端与胎头衔接处摸一周，检查二者是否有紧密连接，有无软组织受压，若有将其推出	检查胎吸头端与胎头衔接是否紧密，避免损伤母体
	抽吸负压	助手检查吸引器性能良好，连接胎头吸引管，胎头位置低时调节负压值40 kPa	牵引一定要轻柔，顺势而为
	针筒抽吸法	抽取 120～150 mL 气体，形成 300～400 mmHg 的负压	牵引一定要轻柔，顺势而为
	试牵引	先缓慢向外试牵引，确认吸引器与胎头是否衔接正确，不漏气	在进行产钳操作过程中，一定要注意动作轻柔，避免损伤胎儿，尤其是头部
	旋转、牵引	宫缩时，嘱咐产妇向下屏气，操作者沿骨盆轴方向按分娩机制牵引，向下、向外牵引	操作过程中，要做到熟练流畅，减少对产妇的伤害，要爱护产妇和胎儿
	撤掉吸引器	可触及胎儿颅骨时，松开橡皮管，解除负压，取下吸引器	

续表

	步骤	操作说明及注意事项	素养提升
胎头吸引术	分娩胎儿	按照分娩机制助产，娩出胎肩、胎体	协助娩出胎儿，动作流畅
操作后处理	整理用物	清点器械，查看有无遗漏，器械送至供应室消毒，对垃圾进行分类	爱惜用物、热爱劳动
	健康教育	调整产妇舒适体位，健康教育：术后每天请擦洗会阴两次，保持会阴部清洁干燥，向右侧卧位有利于左侧伤口的愈合，多补充营养，加强休息；新生儿24 h内护理动作轻柔，减少搬动，3天以内禁止洗头	对产妇及新生儿给予身心方面的关爱
	记录		七步洗手，脱口罩，记录
	注意事项	（1）操作前做好宣教与沟通，取得产妇的配合，签署知情同意书；排空膀胱，必要时行导尿术。 （2）操作前评估全面，排除禁忌证。 （3）操作中注意保暖和隐私保护；注意人文关怀，指导配合。 （4）放置胎头吸引器位置正确：①吸引杯中心应位于胎头"俯屈点"，即矢状缝上，后囟前方二横指（约3 cm）处；②吸引器纵轴应与胎头矢状缝一致，并可作为旋转的标志（整体吸引装置除外）；③牵引前应再次检查吸引杯位置，右手中、食指伸入阴道，沿吸引杯与胎头衔接处触摸1周，检查是否紧密连接，避免阴道壁及宫颈组织夹入。 （5）把握吸引持续时间和次数：大多数文献报道胎吸助产的牵引次数应不超过3次，持续时间不超过20 min。 （6）仔细检查新生儿有无头皮气肿、头皮血肿等产伤	

VI.考核评价
个人评价
小组评价
组间评价
学校教师评价

VII.实训反思
1.操作中与产妇沟通要点有哪些？ 2.拟出操作流程的思维导图。 3.遇到产妇情绪比较紧张时，助产士应该如何进行有效沟通？

Ⅷ．拓展学习

1. 对妊娠合并病毒性乙肝产妇，助产士接产时应该如何有针对性地进行处理？

2. 请阅读下列一段文字，并回答相应问题。

乔某，主任医师，产科主任，自 2008 年作为特殊人才引进，一直在医院产科临床第一线工作。在 6 年的工作生涯中，她多次荣获先进工作者、优秀共产党员等光荣称号，深受广大职工和患者的信任和爱戴。

她满腔热忱地为患者服务，无论是白天还是深夜，只要患者需要，她都随叫随到，几乎一年到头都能在医院看到她的身影。有一次，她正在整理出差的行囊，突然接到院内电话，一个孕妇子痫重度，Hellp 综合征。她二话不说直奔医院病房。医师在检查患者，看见主任进来立即报告："胎心率 50 次 /min。"她下令："立即准备剖宫产，通知儿科医生，做好新生儿抢救准备。"所有人员立即行动起来，各种声音响起，"马上找儿科医生""通知手术室""通知产房""通知护士立即输液""产妇 × × 家属，马上过来签字"。产房助产士拿着产包、手术护士手术包、家属帮着护士搬着小氧气瓶往病区跑。手术室里，手术在紧张地进行，一会儿传来了婴儿的啼哭声，所有人都露出了欣慰的笑容，护士在替主任擦汗。此时天已经蒙蒙亮起，待患者病情平稳后，她才默默离开，谁都不知道匆忙出差的主任连个喝水的杯子都没给自己准备。

她总面带笑容地迎接每一位患者，制订诊疗方案时，她也是尽可能地从患者的角度考虑，把风险留给自己，尽可能地让患者有一个好的结果。

作为未来医务工作者一员，你从思想上做好了面带笑容为患者服务吗？

实训项目 3-1-7　臀位助产

Ⅰ．实训任务导入

【案例】 王女士，28 岁，G_1P_0，妊娠 39^{+5} 周，LOT，枕先露，无妊娠合并症、并发症。宫口开全后，发现胎心率增快至 $120 \sim 150$ 次 /min，可恢复，反复多次。产妇因过于紧张，前期用力过多而全身疲乏。查体：宫缩好，间隔 1 min，持续 $30 \sim 40$ s，胎膜已破，胎头 S^{+3}，骨盆条件可。

【问题】 臀位助产的方法是什么？操作中的注意事项有哪些？

Ⅱ．知识链接

一、概述

臀位阴道助产术指臀位胎儿阴道分娩时需接生者协助完成部分机转后，经阴道分娩，包括臀位助产和臀位牵引术。

臀位助产指胎臀及胎足自行娩出后，胎肩及胎头由助产者牵出；臀位牵引指胎儿全部由助产者牵引娩出。

二、臀位助产

1. 适应证

具备下列条件者：孕周 ≥ 36 周、单臀先露或完全臀先露、估计胎儿体重 $2\,000 \sim 3\,500$ g（尤适合于经产妇）、产道无异常、无其他剖宫产指征；死胎或估计胎儿出生后难以存活者。

2. 禁忌证

足先露；胎儿窘迫；有妊娠合并症或并发症，不适于阴道分娩者；B 超见胎头仰伸，呈所谓"望星式"者；B 超提示脐带先露或隐性脐带脱垂；有难产史者。

3. 操作要点

（1）压迫法。又称第一助产法，用于完全或不完全臀先露。重点在于以适度的力量阻止胎足娩出阴道，使宫缩反射性增强，迫使胎臀下降。

堵臀—娩臀—娩肩—娩头—检查与记录。

（2）扶持法。又称第二助产法，适用于单臀先露。要点在于接生过程中始终保持胎儿小腿伸直折叠于胎体上，压住交叉在胸前的双臂使之不致上举，压住胎儿颏部使之不致仰伸。

胎背朝向斜上一侧，使胎儿股骨粗隆间径接近骨盆出口前后径。紧握胎臀两侧，拇指压住胎儿腿部，其余四指在骶部，在每次宫缩时将胎体及双腿向上抽拔，使双腿紧贴胎体，不致脱出阴道口外。出肩后继续保持胎腿位置以压住颏部，将胎体及双腿向母体腹部提举，胎头娩出。

4. 注意事项

第一助产法的关键在于"堵"，即让宫口及软产道充分扩张。即使宫缩时在阴道口可以见到胎先露，不应以此推断宫口开全，当宫缩时感到冲力，全部臀部已达阴道口，并确认宫口开全方可放开。

第二助产法的关键在于"拔"，即保持胎腿伸直紧贴胎体，以限制胎儿上臂上举及胎头仰伸；脐部娩出后，一般在 $2 \sim 3$ min 内娩出胎头，最长不宜超过 8 min。

三、臀位牵引术

1. 适应证

双胎妊娠第二胎臀位娩出；死胎或估计胎儿出生后不能存活；胎儿窘迫或脐带脱垂，短时间可经阴道分娩者；横位内倒转术后；无剖宫产手术条件。

2. 禁忌证

产道异常；宫口未开全。

3. 操作要点

建议行会阴侧切术，未破膜者应予以破膜；牵引下肢，有足先露或单臀先露。

娩出胎臀：下肢娩出后，前臀露于阴道口时，稍向前牵引，使胎臀娩出；牵出肩部及上肢；牵出胎头；检查与记录。

4. 注意事项

在宫口开全之前不要让产妇用力，不可过早人为牵拉。臀位牵引较臀位助产更易发生新生儿窒息、脑瘫、损伤、骨折等，较臀位助产有更高的围生儿死亡率；对母亲来说，更容易发生软产道损伤、产后出血及产褥感染等；其他同臀位助产法。

续表

Ⅲ.实训目标		
素养目标	**知识目标**	**技能目标**
1.具有临床评判性思维 2.具有爱心、耐心、责任心 3.具有团队协作意识	1.描述臀位助产使用的适应证和禁忌证 2.描述臀位助产的顺序	1.能正确判断臀位助产的时间，观察宫口情况，即时堵住宫口 2.学会会阴侧切的方法 3.能正确完成臀位助产

Ⅳ.实训任务分析	
重点	**难点**
1.臀位助产的时间观察 2.拖曳胎儿 3.娩出胎头 4.对产妇、新生儿的关爱	1.娩出胎儿的手法 2.娩出胎儿的顺序

Ⅴ.实训流程

步骤	操作说明及注意事项	素养提升
第一产程 足先露	 当宫口扩张至4～5 cm时，胎足即可脱出阴道口，为使产道充分扩张，此时应开始堵外阴	注意操作前观察产妇情况
堵	 消毒外阴后，在每一阵宫缩时，用无菌巾以手掌堵住阴道口，阻止胎足脱出	用适当的力量堵住，注意观察产妇安全

V . 实训流程			
步骤		操作说明及注意事项	素养提升
娩出臀与下肢	检查	应注意胎心变化，每 15 min 听一次胎心，待胎臀全部下降时，接生者可在宫缩时感到手掌有较大冲击力，提示宫口已开全	时刻观察胎心和产妇情况
	导尿	会阴侧切前，应先导尿排空膀胱	操作动作轻柔，做好保护
	会阴侧切	无宫缩时，左手食指、中指伸入阴道与先露部之间，撑开左侧阴道壁，右手持侧切剪于会阴后联合中线向左侧 45° 位置，当宫缩时剪开会阴，切口长度 4～5 cm	动作麻利、果断，减轻产妇不适
	自然娩出胎足	胎儿下肢及臀部自然娩出至脐部	动作轻柔
娩出肩与上肢	娩出胎体	用消毒巾裹住胎臀，双手握住胎儿髋关节，拇指放置在骨底部，使胎儿呈俯卧姿势，双肩径与骨盆入口斜径或横径一致	用适当力度拖曳，注意保护胎体
	显露胎肩	右手握持胎儿双足，上提胎体，使左肩显露会阴	向上提拉适度
	娩出胎肩	左手食指、中指伸入阴道，由胎儿后肩沿上臂至肘关节处，协助后肩及肘关节沿胸前滑出阴道，然后将胎体放低，前肩自然由耻骨弓下娩出	手法协调、顺畅
娩出胎头	转动胎背		将胎体骑跨在左前臂上，左手中指伸入胎儿口内，压住下颌，食指无名指扶于上颌骨，使胎头俯屈
			协助娩出胎儿，动作流畅

Ⅴ.实训流程		
步骤	操作说明及注意事项	素养提升
娩出胎头	娩出胎头	右手中指抵在胎儿枕部，使食指和无名指置于胎儿双肩及锁骨上，使胎儿俯屈，当胎头枕部达耻骨联合下，将胎体上举，上提胎头，使胎儿颏、口、鼻、眼、额及顶部相继娩出	协助娩出胎儿，动作流畅

Ⅵ.考核评价
个人评价
小组评价
组间评价

续表

Ⅵ. 考核评价
<div align="center">学校教师评价</div>

Ⅶ. 实训反思
1.操作中与产妇沟通要点有哪些？ 2.拟出操作流程的思维导图。 3.遇到产妇情绪比较紧张时，助产士应该如何进行有效沟通？

Ⅷ. 拓展学习
1.前置胎盘保胎孕妇，助产士应该如何有针对性地进行健康教育？   2.有关"辅助生殖技术伦理问题"的讨论比较多，说出你对"辅助生殖技术伦理问题"的看法。

实训项目 3-1-8 人工胎盘剥离技术

Ⅰ．实训任务导入

【案例】李某，女，26 岁。以"G₅P₁，孕 39⁺³ 周宫内头位单活胎，妊娠合并血小板减少，见红 1 天，规律性宫缩 2 h，临产"于 7 月 3 日 13 时入院，7 月 4 日 14：22 在会阴保护下助娩一名男活婴，重 3 780 g。14：33 胎盘未娩出，适当牵引脐带，胎盘无剥离征象。

此时生命体征：T 36.5℃，P 108 次 /min，R 20 次 /min，BP 128/78 mmHg。

辅助检查：血小板 70×10⁹/L、凝血全套、肝肾功能正常。

处理：14：35 遵医嘱建立静脉双通道、合血，行心电监护后，医生行胎盘人工剥离术，14：40 成功剥离胎盘，阴道出血量约 400 mL，遵医嘱予以麦角新碱注射液 2 mL 肌内注射，缩宫止血。胎盘检查：母面胎盘残留，行清宫术，清除少许胎膜。医嘱密切监护生命体征变化、宫缩情况、阴道流血量，后期 B 超随访。

【问题】1. 胎盘剥离的征象有哪些？
2. 人工剥离胎盘术的适应证包括什么？

Ⅱ．知识链接

1. 人工胎盘剥离术的定义

人工胎盘剥离术是采用手法剥离并取出滞留于宫腔内的胎盘的技术。正确、及时地实施人工胎盘剥离术是预防和减少产后出血的重要环节。

助产者不应干预过早，如果在胎盘尚未剥离时用力按揉、下压宫底、牵拉脐带，会引起胎盘剥离不全或子宫内翻，因此，正确识别胎盘剥离征象以及掌握好人工胎盘剥离术的指征及实施方法非常重要。

2. 胎盘剥离的征象

（1）宫体变硬呈球形，下段被扩张，宫体呈狭长形而被推向上，宫底升高达脐上。

（2）剥离的胎盘降至子宫下段，阴道口外露的一段脐带自行延长。

（3）阴道少量流血。

（4）接产者用手掌尺侧在产妇耻骨联合上方轻压子宫下段时，宫体上升而外露的脐带不再回缩。

3. 人工胎盘剥离术目的与适应证

目的：通过人工主动剥离胎盘，积极处理第三产程，预防和减少产后出血。

适应证：

（1）胎儿娩出后，胎盘部分剥离而引起子宫大量出血时（活动性出血 >150 mL）。

（2）第三产程超过 30 min，虽出血不多，但经排空膀胱、使用宫缩药、轻轻按压宫底仍不能娩出胎盘者。

（3）检查娩出的胎盘或胎膜不完整，胎盘边缘有断裂的血管，可疑有副胎盘残留者。

4. 人工胎盘剥离术术前准备

（1）交叉配血，建立静脉双通道，备好各种子宫收缩药（缩宫素、米索前列醇、麦角新碱、卡前列素氨丁三醇）及止血药物，从而最大限度保证产妇的安全。当出血较多时，应立即启动产后出血抢救预案，无胎盘植入者应尽快将胎盘剥离出来，同时密切观察产妇的情况，如失血过多，一般情况较差，应及时输血。

（2）更换手术衣及手套，外阴再次消毒。

（3）排空膀胱。

（4）若检查发现宫颈内口较紧者，应肌注阿托品 0.5 mg 及哌替啶 100 mg。也可应用异丙酚全身麻醉。

5. 人工胎盘剥离术手术步骤

（1）膀胱截石位，导尿，重新消毒外阴及外露脐带，并重新铺巾，术者更换手术衣及手套。

（2）术者一手放在腹壁上，依次沿骨盆轴方向向下推压子宫体，另一手涂满碘伏，五指并拢呈圆锥形，循脐带经过阴道、宫颈，进入宫腔。

（3）伸入宫腔的一手，循脐带找到胎盘边缘，如胎盘为已剥离但被宫颈嵌顿者，可将胎盘握住，顺一个方向，旋转取出。若胎盘尚未剥离，术者手指展平并拢，手背紧贴宫壁，掌面向胎盘的母体面，以手指尖和手掌的尺侧缘慢慢将胎盘自宫壁分离，固定子宫体的手与宫腔操作的手要注意配合动作。如果胎盘附着于子宫前壁，手掌朝向胎盘操作困难，亦可手掌朝向子宫前壁贴宫壁剥离胎盘。

（4）待全部胎盘剥离后，握住全部胎盘，在宫缩时用手牵引脐带协助胎盘娩出。

（5）立即检查胎盘、胎膜是否完整，如有残留，再次伸手进入宫腔寻找并剥离残留部分且取出。

（6）残留的小块组织如用手指难以剥离时，可用卵圆钳或大刮匙轻轻进行钳刮或刮除。

续表

Ⅱ . 知识链接

（7）术毕继续给予缩宫素，加强宫缩，必要时给予前列腺素制剂，同时给予抗生素预防感染。

6. 术中注意要点

（1）术者将一手手指并拢呈圆锥状直接伸入宫腔，手掌面向着胎盘母体面，手指并拢，以手掌尺侧缘缓慢将胎盘从边缘开始逐渐自子宫壁分离，另一手在腹部协助按压宫底，待确认胎盘已全部剥离后，用手牵拉脐带协助胎盘娩出。

（2）胎盘娩出后，立即应用子宫收缩药，加强宫缩，减少继续出血。

（3）术者注意操作轻柔，避免暴力强行剥离或用手指抠挖子宫壁导致穿破子宫。

（4）若找不到疏松的剥离面、无法剥离者，应想到胎盘植入的可能，不应强行剥离，否则容易造成子宫壁损伤，甚至子宫破裂，而应行床旁 B 超检查，确诊胎盘植入者，可行子宫动脉栓塞术，或行子宫切除术。

（5）胎盘植入或胎盘粘连，不可强行牵拉脐带，以免造成子宫内翻。

（6）取出的胎盘应立即仔细检查胎盘、胎膜是否完整，有无副胎盘，若有缺损，应行清宫术或再次徒手伸入宫腔，清除残留胎盘和胎膜，但应尽量减少进入宫腔的次数。

7. 术后注意要点

（1）实施人工胎盘剥离术后应常规应用抗生素预防感染。

（2）加强产后观察，产后 2 h 是产后出血发生的高危时段，应严密观察产妇生命体征、子宫收缩及阴道出血情况，发现异常及时处理。

（3）鼓励产妇多饮水，督促其产后 4～6 h 内将膀胱排空，以免影响子宫收缩，定时按压宫底、测量宫高。

（4）鼓励母婴皮肤早接触早吸吮，能反射性引起子宫收缩，减少出血量。

8. 术后并发症

（1）出血：注意产妇一般情况，术前应备血，建立静脉通道。如因失血多，一般情况差，应在抗休克的同时尽快取出胎盘。但也应注意手术指征，胎儿娩出后不出血者，应等待胎盘自然剥离，切忌在胎儿刚娩出而子宫尚未收缩处于松弛状态时进行操作，以免造成人为的大出血。

（2）子宫穿孔：在操作时应给予缩宫素让子宫收缩，手法要正确轻柔，勿强行撕拉，勿用手指抓挖子宫壁。尤其是当胎盘位于子宫角时，该部肌层较菲薄，胎盘与子宫壁界限常不清，操作时应特别小心，以免用力不当穿破宫壁。子宫下段及宫颈已收缩时，动作粗暴易造成子宫下段及宫颈上段不全破裂，此时最好在麻醉下实施手术。

（3）子宫内翻：要注意手术适应证，切忌在胎儿娩出子宫尚未收缩处于松弛状态时，用力向阴道方向按压子宫底部或用力牵拉脐带。操作时手法要轻柔，勿强行撕拉，以免子宫内翻。

（4）感染：要严格无菌操作，应尽量一次完成操作，不可反复进入宫腔，增加感染机会，术毕给予抗生素预防感染。

（5）子宫内翻。

子宫内翻

Ⅲ . 实训目标

素养目标	知识目标	技能目标
1. 具有临床评判性思维 2. 具有冷静、沉着的能力 3. 具有团队协作意识	1. 掌握人工胎盘剥离术的适应证 2. 描述人工胎盘剥离术的步骤 3. 掌握人工胎盘剥离时的注意要点	1. 能做好术前准备 2. 协助医生剥离胎盘 3. 做好产妇的安抚工作

Ⅳ . 实训任务分析

重点	难点
1. 胎盘剥离的征象 2. 人工胎盘剥离术的适应证 3. 人工胎盘剥离术的术前准备 4. 术中、术后的注意事项	1. 操作步骤 2. 胎盘人工剥离的时机

Ⅴ.实训流程			
步骤		操作说明及注意事项	素养提升
操作前准备	环境准备	在安静、光线明亮、温度适宜、抢救设施齐全的产房或手术室进行	助产士具有一定抢救能力,需多学科联合操作
	物品准备	麻醉药品、缩宫剂、止血药	
	核查	(巡回护士)核对姓名、年龄、分娩过程无误	
	评估患者	评估产妇的生命体征,有无失血性休克,既往孕产史,有无保胎史等;胎儿娩出时间及子宫收缩情况、阴道出血量;胎盘是否部分剥离或存在胎盘植入可能;产妇对徒手剥离胎盘术的了解、接受程度	沟通时注意措辞、语气,避免产妇紧张
	操作人员准备	洗手、戴口罩、穿手术衣、戴手套	注意无菌操作,穿戴无菌衣物顺序

	Ⅴ.实训流程		
	步骤	操作说明及注意事项	素养提升
操作步骤	患者准备	排空膀胱，取膀胱截石位或屈膝仰卧位	
	消毒	重新铺巾，消毒外阴及外露脐带	增强无菌意识
	找到胎盘附着部位	术者将一手紧握子宫底部（可由助手协助），另一手并拢成圆锥形沿脐带进入宫腔，找到胎盘边缘	操作必须轻柔，切忌强行剥离或用手指抓挖子宫壁，以免穿破子宫壁
	剥离胎盘	手背紧贴子宫壁，四指并拢，以手掌的尺侧缘完整地将胎盘分离。当剥离时，如发现胎盘与子宫壁之间无明显界限，且有似树根样扎进宫壁的组织，找不到疏松的剥离面时，应考虑植入性胎盘，应停止操作，不可强行剥离，避免损伤宫壁。当产后出血不能控制时，应行子宫切除术	严密监测产妇生命体征，严格遵守操作规程
	牵引脐带，帮助胎盘剥离	待全部剥离后，一手牵引脐带，另将胎盘握在手中，边旋转边向下缓慢牵引，胎盘即可娩出	动作轻柔，保护产妇
	检查胎盘	仔细检查剥离胎盘、胎膜是否完整。疑有胎盘或胎膜残留时，应再次以手伸入宫腔，取出残留的组织或用干纱布擦拭宫腔，必要时行刮宫术	仔细检查，具有职业素养
术后处理	缩宫、止血、抗感染治疗	再次估算产后出血量，必要时给予输液输血。术后给予子宫收缩药物，并给予抗生素预防感染	注意出血量的收集，要求准确，避免影响医生的临床判断

Ⅴ．实训流程			
步骤		操作说明及注意事项	素养提升
术后处理	终末处置	洗手、记录	认真记录

Ⅵ．考核评价
个人评价
小组评价
组间评价

续表

Ⅵ．考核评价
学校教师评价

Ⅶ．实训反思

1. 操作中注意要点有哪些?
2. 拟出操作流程的思维导图。
3. 遇到胎盘人工剥离时，产妇发生产后大出血，怎么处理?

Ⅷ．拓展学习

1. 对有胎盘粘连史的经产妇分娩时，助产士该做好哪些分娩准备?
2. 请阅读下列一段文字，并回答相应问题。

胎盘是母体与胎儿联系的器官，通过胎盘，胎儿从母体吸取营养及氧气，同时也将代谢物送达母体排出。胎儿出生后，胎盘随之脱离母体。胎盘是一味中药材，具有一定滋补作用，很多产妇对胎盘去向不过问或不问其踪。

根据国家卫生健康委员会（原卫生部）网站于 2005 年 4 月 6 日发布的《关于产妇分娩后胎盘处理问题的批复》文件，在产妇分娩后胎盘应当归产妇所有。产妇放弃或者捐献胎盘的，可以由医疗机构进行处置。任何单位和个人不得买卖胎盘。如果胎盘可能造成传染病传播的，医疗机构应当及时告知产妇，按照《传染病防治法》《医疗废物管理条例》的有关规定进行消毒处理，并按照医疗废物进行处置。

专家：乱食胎盘有害无益。

据介绍，胎盘是一味中药，学名叫紫河车，在传统医学中还被称为"人胞"或"胞衣"。胎盘对于一些体质虚弱的病人、老年人具有滋补的功效。但是，人体内部讲究阴阳协调，健康人如果不适量服用，不仅不能起到滋补效果，反而会使体内阴阳失调，干扰正常的内分泌，对健康造成危害。

据报道，有关专家认为鲜胎盘制品不能作为中药批准使用；紫河车制品由于同样来源于人胎盘，在其来源、病毒检测、病毒灭活、工艺与有效成分的关系等诸多问题尚未解决之前，亦不宜作为中药保健药品使用。此外，由于产妇的健康状况良莠不齐，如果母体本身有病，胎盘内很可能存在大量致病因子，对他人不利。

请问胎盘是哪种医疗废物，请查阅相关资料，谈谈胎盘的管理规范。

实训项目 3-1-9　按摩子宫

Ⅰ.实训任务导入

【案例】李某，女，26 岁。以"G_1P_0，孕 39^{+3} 周，见红 1 天，规律性宫缩 2 h，临产"于 7 月 3 日 13 时入院。医生及护士进行入院评估与检查。

体格检查：T 36℃，P 84 次 /min，R 20 次 /min，BP 128/78 mmHg。身高 165 cm，体重 59 kg。

辅助检查：血常规、凝血全套、肝肾功能正常，B 超提示宫内单活胎，头位，估计体重 4.0 kg。

7 月 3 日 17 时宫缩 25 ～ 35 s/3 min，强度中。阴道检查：宫口开 3 cm，先露 S^{-2}。病房护士搀扶产妇入待产室，于 23 时自然分娩一男婴，体重 4.2 kg，胎盘于 23:05 自然娩出，胎盘、胎膜娩出完整，此时阴道出血量多，约 500 mL，色暗红，子宫质软，轮廓不清。

【问题】1. 产妇此时发生了什么？

　　　　2. 影响产后大出血因素有哪些？

　　　　3. 如何正确地按摩子宫？

Ⅱ.知识链接

产后出血（postpartum hemorrhage，PPH）是产科的危急并发症，发生率为 1% ～ 10%，目前仍是导致产妇死亡的主要原因。

一、产后出血定义

产后出血指胎儿娩出后 24 h 内，阴道分娩者出血量≥ 500 mL，剖宫产者≥ 1 000 mL，是分娩的严重并发症。

二、严重产后出血定义

严重产后出血指胎儿娩出后 24 h 内出血量≥ 1 000 mL。

三、难治性产后出血定义

难治性产后出血指经过宫缩剂、持续性子宫按摩或按压等保守措施无法止血，需要外科手术、介入治疗，甚至切除子宫的产后出血。

四、影响产后出血的因素

子宫收缩乏力；胎盘因素；软产道裂伤；凝血功能障碍。

五、按摩子宫

腹壁按摩宫底：胎盘娩出后，术者一手的拇指在前、其余四指在后，在下腹部按摩并压迫宫底，挤出宫腔内积血，按摩子宫应均匀而有节律。若效果不佳，可选用腹部－阴道双手压迫宫法。

腹部－阴道双手压迫宫法：一手戴无菌手套伸入阴道，握拳置于阴道前穹窿，顶住子宫前壁，另一手在腹部按压子宫后壁，使宫体前屈，两手相对挤压并均匀有节律地按摩子宫或按压子宫。

注意：按摩子宫一定要有效，评价有效的标准是子宫轮廓清楚、收缩有皱褶、阴道或子宫切口出血减少。按压时间以子宫恢复正常收缩并能保持收缩状态为止，按摩时配合使用宫缩剂。

Ⅲ.实训目标

素养目标	知识目标	技能目标
1. 具有临床评判性思维 2. 具有爱心、耐心、责任心 3. 具有团队协作意识	1. 描述产后出血的定义 2. 描述影响产后出血的因素 3. 描述如何正确按摩子宫	1. 能正确实施经腹壁按摩宫底 2. 能正确实施经腹部－阴道双手压迫子宫法

Ⅳ．实训任务分析	
重点	难点
1. 操作准备 2. 无菌技术 3. 对产妇的关爱、动作轻柔	1. 腹壁按摩宫底 2. 腹部 – 阴道双手压迫子宫法

Ⅴ．实训流程

步骤		操作说明及注意事项	素养提升
操作前准备	环境准备	关闭门窗，光线明亮，室内温度在 24～28℃，湿度为 55%～60%，空气清新、爽洁，环境舒适	准备用物时，要细心、全面
	物品准备	无菌手套、大棉签、碘伏、手消毒剂	
	操作人员准备	洗手、戴口罩、穿接生衣、戴手套、仪表端庄	

V．实训流程			
步骤		操作说明及注意事项	素养提升
操作前准备	患者准备	排空膀胱，保持良好心态，评估阴道流血量、子宫硬度、宫底高度，并解释目的及方法	准备用物时，要细心、全面
按摩子宫	1	携用物至床旁，核对患者	
	2	腹壁按摩宫底：胎盘娩出后，术者一手的拇指在前、其余四指在后，在下腹部按摩并压迫宫底，挤出宫腔内积血，按摩子宫应均匀而有节律	按摩及时有效、动作轻柔，关注产妇的生命体征

V．实训流程			
步骤		操作说明及注意事项	素养提升
按摩子宫	3	腹部－阴道双手压迫子宫法：一手戴无菌手套伸入阴道，握拳置于阴道前穹窿，顶住子宫前壁，另一手在腹部按压子宫后壁，使宫体前屈，两手相对挤压并均匀有节律地按摩子宫或按压子宫	关注产妇的需求，重视产妇的感受，注意保暖及保护隐私，操作轻柔
	4	按摩子宫时，子宫变硬，阴道流血量减少，产妇面色苍白变红润	按摩子宫时，注意保暖、观察产妇的面色、表情及阴道出血等情况，听取产妇主诉

续表

V．实训流程		
步骤	操作说明及注意事项	素养提升
操作后处理	交代注意事项：保暖，增加营养，如果发生阴道出血量增加，及时按呼救器呼叫医护人员，协助患者取舒适卧位，整理床单位	对产妇要给予爱心、耐心

VI．考核评价
个人评价
小组评价
组间评价
学校教师评价

Ⅶ．实训反思
1. 操作中与产妇沟通要点有哪些？ 2. 拟出操作流程的思维导图。 3. 遇到产妇情绪比较紧张时，助产士应该如何进行有效沟通？
Ⅷ．拓展学习
针对子宫收缩乏力，除了用子宫按摩法，还有哪些方法可以促进子宫收缩？

实训项目 3-1-10　缩宫素加强宫缩技术

Ⅰ．实训任务导入

【案例】李某，女，26岁。以"G_1P_0，孕 39^{+3} 周，见红1天，规律性宫缩2 h，临产"于7月3日13时入院。医生及护士进行入院评估与检查。

体格检查：T 36℃，P 84次/min，R 20次/min，BP 128/78 mmHg。身高165 cm，体重59 kg。

辅助检查：血常规、凝血全套、肝肾功能正常，B超提示宫内单活胎，头位，估计体重3.0 kg。

产科检查：宫高31 cm，腹围93 cm，胎方位LOA，胎心136次/min，子宫规律收缩，30～35 s/5 min，强度弱。先露头，入盆，已衔接。骨盆外测量25-28-20-9 cm。阴道指诊：宫口开1 cm，先露 S^{+2}，胎膜已破，羊水色清。7月3日18时宫缩25～35 s/3 min，强度中。阴道检查：宫口开5 cm，先露 S^{-2}。

病房护士搀扶产妇入待产室，病房护士与助产士交接产妇的情况。7月3日20:00行阴道检查，宫口开5 cm，先露 S^{-2}，宫缩15～25 s/6～7 min。

【问题】1. 孕妇产程进展是否正常？
　　　　2. 助产士该做什么？
　　　　3. 怎么与产妇沟通？

Ⅱ．知识链接

1. 活跃期延长

从活跃期起点（4～6 cm）至宫口开全称为活跃期。活跃期宫口扩张速度 < 0.5 cm/h 称为活跃期延长。

2. 分娩方式的评估

原则上应以预防为主，应综合评估子宫收缩力、胎儿大小与胎位、骨盆大小及与头盆关系是否相称等，综合分析决定分娩方式。

3. 协调性宫缩乏力

协调性宫缩乏力又称低张性宫缩乏力（hypotonic uterine inertia）。特点为子宫节律性、对称性和极性均正常，仅收缩力弱，压力低于180 Montevideo单位，宫缩小于2次/10 min持续时间短，间歇期较长。宫缩高峰时，子宫没有隆起，按压时有凹陷。

根据宫缩乏力的发生时期，协调性宫缩乏力分为：①原发性宫缩乏力：产程早期出现的宫缩乏力；②继发性宫缩乏力：产程早期宫缩正常，在进展到第一产程活跃期后期或第二产程后宫缩强度减弱，使产程延长或停滞，多伴有胎位或骨盆异常。协调性宫缩乏力多为继发性宫缩乏力，此种宫缩乏力对胎儿的影响并不大。

4. 缩宫素静脉滴注

适用于协调性宫缩乏力、胎心良好、胎位正常、头盆相称者。原则是以最小浓度获得最佳宫缩，一般将缩宫素2.5 U配制于0.9%生理盐水500 mL中，从1～2 mU/min开始，根据宫缩强弱进行调整，调整间隔为15～30 min，每次增加1～2 mU/min为宜，最大给药剂量通常不超过20 mU/min，维持宫缩时宫腔内压力达50～60 mmHg，宫缩间隔2～3 min，持续40～60 s。对于不敏感者，可酌情增加缩宫素给药剂量。

Ⅲ．实训目标

素养目标	知识目标	技能目标
1. 具有临床评判性思维 2. 具有爱心、耐心、责任心 3. 具有团队协作意识	1. 描述活跃期延长的定义 2. 描述催产素滴注的目的和注意事项	1. 能进行胎心监测和宫缩、胎先露下降的观察 2. 能正确掌握催产素滴注操作流程

Ⅳ．实训任务分析

重点	难点
1. 掌握催产素滴注的指征、目的、注意事项 2. 掌握催产素滴注的流程 3. 能识别有效宫缩及宫缩过强 4. 宫缩过强的处理措施	1. 怎么判断有效宫缩 2. 宫缩过强的表现

Ⅴ. 实训流程			
步骤		操作说明及注意事项	素养提升
操作前准备	环境准备	关闭门窗，光线明亮，室内温度在 24～28℃，湿度为 55%～60%，空气清新、爽洁，环境舒适	准备用物时，要细心、全面，也要顾及产妇个性化需求
	物品准备	留置针、输液器、碘伏、棉签、空针、压脉带、输液泵、缩宫素、0.9% NS 500 mL、硫酸镁注射液、胎心监护仪	
	操作人员准备	洗手、戴口罩、戴手套	
	患者准备	排空膀胱，保持良好心态，选择舒适的体位	

V. 实训流程				
步骤			操作说明及注意事项	素养提升
操作前准备	患者准备	饮食指导	根据产妇的喜好，选择合适的食物，摄入易消化、高能量、高热量的食物，如巧克力等，摄入足够水分	注意食物的量、温度，协助产妇摄入
		活动与休息	在没有出现阴道流血、阴道排液的情况下，宫缩时，指导暂停活动，间歇时，可以下床轻微活动，发现异常及时处理	指导产妇时要有足够的耐心，同时观察产妇宫缩、生命体征要细心
		排空膀胱	鼓励并协助产妇及时排空膀胱，减轻充盈的膀胱阻碍胎先露下降	关注产妇的需求，重视产妇的感受，注意保暖及保护隐私，操作轻柔
		操作前	携医嘱单至床旁，核对产妇信息，告知产妇催产素滴注的目的、注意事项，取得产妇的理解并同意实施。洗手评估产妇拟静脉穿刺处血管及皮肤情况	关注产妇的感受，动作轻柔，注意保暖

	步骤	操作说明及注意事项	素养提升
静脉滴注缩宫素	操作方法	携用物至床旁，再次核对产妇信息。洗手、戴口罩，监测胎心，行静脉穿刺，打开输液泵，2.5 U 缩宫素加入 0.9% NS 500 mL，连接输液泵，遵医嘱调节初始输液滴数。根据产妇宫缩强弱进行调整，调整间隔 15～30 min，每次增加 4～8 滴/min，最大滴数不超过 60 滴/min，维持宫缩时宫腔压力达 50～60 mmHg，宫缩间隔 2～3 min，持续 40～60 s	关注产妇的感受，动作轻柔，注意保暖
	疼痛护理	1. 陪伴并倾听产妇的疼痛感受，进行心理支持 2. 指导产妇的呼吸和放松运动，间歇时，指导产妇放松休息，恢复体力，减轻痛苦	对产妇要有足够耐心、爱心
	观察宫缩	当有宫缩时，助产士一只手轻轻按压产妇腹部，感受子宫收缩变硬、变软的程度及持续时间；或持续胎心监护，查看胎心监护宫缩情况	关注产妇的感受，理解子宫收缩疼痛对产妇的影响，及时给予回应，并鼓励产妇摄入能量与水分
	听胎心	位置：在胎儿背部上方对应的腹壁 方法：听筒、多普勒胎心仪、胎心监护仪 正常值：110～160 次/min 听取时间：1 min	仔细听清胎心音次数及强度，关注产妇感受，并及时回应

Ⅴ．实训流程

V．实训流程			
	步骤	操作说明及注意事项	素养提升
操作后处理	整理用物	污物分类处理，并整理待产室用物，保持清洁	爱惜用物、热爱劳动
	健康教育	对家属及产妇进行健康宣教，告知催产素使用的目的、注意事项，指导产妇减轻宫缩疼痛的方法，注意休息与活动的调适，保持心情愉悦，有任何不适及时告知	对产妇予身心方面的关爱

VI．考核评价
个人评价
小组评价
组间评价

续表

Ⅵ.考核评价
<div align="center">学校教师评价</div>

Ⅶ.实训反思
1.操作中与产妇沟通要点有哪些？ 2.拟出操作流程的思维导图。 3.遇到产妇情绪比较紧张时，助产士应该如何进行有效沟通？

Ⅷ.拓展学习
如遇到产程中，产妇出现大汗淋漓、吼闹、腹部出现病理性缩复环，助产士该怎么做？

任务二 新生儿管理

实训项目 3-2-1 新生儿 Apgar 评分

Ⅰ. 实训任务导入

【案例】患儿男，系 G_1P_1，母孕 37 周，因胎膜早破 5 h，胎儿宫内窘迫而急诊剖宫产。羊水Ⅲ度，呈豌豆汤样，婴儿不哭，喘息，全身皮肤苍白，四肢松弛，心率 80 次/min。立即用吸耳球吸引口鼻后，弹足底刺激，婴儿无哭声。

【问题】1. Apgar 评分包括哪些项目？
2. 该患儿 1 min Apgar 评分是多少？

Ⅱ. 知识链接

1. 新生儿评分定义

新生儿评分又称 Apgar 评分、阿氏评分，是孩子出生后立即检查他身体状况的标准评估方法。在孩子出生后，根据肤色、心率、呼吸、肌张力及运动、反射五项体征进行评分。

2. 新生儿 Apgar 评分标准

新生儿 Apgar 评分标准包括肤色、心率、足底弹跳或插入鼻导管的反应、肌张力和呼吸。新生儿 Apgar 评分正常，满分 10 分。各项总分 8～10 分为无窒息，4～7 分为轻度窒息，0～3 分为重度窒息。新生儿 Apgar 评分是国际公认的评价新生儿窒息最简洁与实用的方法。

（1）呼吸：无呼吸为 0 分，呼吸缓慢和不规则为 1 分，正常呼吸和哭闹为 2 分。

（2）肌张力：肌张力松弛为 0 分，四肢轻度屈曲为 1 分，四肢活动为 2 分。

（3）心率：如果没有听到，心率为 0 分。心率 <100 次/min 记录为 1 分，心率 >100 次/min 为 2 分。

（4）足底弹跳或插鼻反应：无反应为 0 分，有些动作，如皱眉，为 1 分，哭闹和打喷嚏的反应为 2 分。

（5）肤色：全身发绀或苍白，记 0 分，身体红色和肢体发绀为 1 分，全身发红为 2 分。

新生儿Apgar评分标准

体征	评分标准			评分	
	0 分	1 分	2 分	1 min	5 min
呼吸	无	慢、不规则	正常，哭声响		
肌张力	松弛	四肢略屈曲	四肢活动		
心率（次/min）	无	< 100	>100		
足底弹跳	无反应	有些动作，如皱眉	哭，打喷嚏		
肤色	全身发绀或苍白	身体红，四肢发绀	全身红		

3. 新生儿评分注意事项

虽然出生时低的 Apgar 评分是远期小儿发生脑瘫的一个重要危险因素，但研究发现，脑瘫的孩子有一半在出生时 1 min 评分是 7～10 分，即没有窒息或仅有轻度窒息，而且大部分脑瘫的孩子 5 min 评分也是 7～10 分。可见，大部分脑瘫的发生和生产前后所发生的缺氧以及 Apgar 评分没有直接的关系。也就是说，出生后 1 min 评分只代表孩子是否需要紧急救治，而 5 min 评分反映这段时间紧急救治的结果。因此，单纯新生儿 Apgar 评分是不能用来预测新生儿未来脑部的受损、发展或预后的，而需要从多方面如呼吸、活动情况、吸吮反射等来综合判断。一般认为，5 min Apgar<5 分，可能提示窒息后多脏器功能受损。

Ⅲ. 实训目标

素养目标	知识目标	技能目标
1. 具有临床评判性思维 2. 具有爱心、耐心、责任心 3. 具有团队协作意识	1. 说出新生儿 Apgar 评分标准 2. 描述新生儿 Apgar 评分结果判断	1. 能正确进行新生儿 Apgar 评分 2. 能根据新生儿 Apgar 评分的结果进行健康宣教

Ⅳ. 实训任务分析

重点	难点
1. 新生儿 Apgar 评分标准 2. 新生儿 Apgar 评分注意事项	新生儿 Apgar 评分方法

Ⅴ. 实训流程

步骤		操作说明及注意事项	素养提升
操作前准备	开启仪器	打开辐射保暖台开关	操作准备细致、全面
	铺巾	在操作台上铺治疗巾	
	放置用物	按正确位置排放好用物	
	交接新生儿	将新生儿安置于辐射保暖台上	

V．实训流程			
步骤		操作说明及注意事项	素养提升
Apgar 评分	擦拭 新生儿		将新生儿仰卧于辐射保暖台上，用干毛巾擦干新生儿的眼睛、面部、头、躯干、四肢，再擦干背部。20～30 s内完成	擦拭动作轻柔，对新生儿充满呵护关爱，珍惜新生命
	评估 呼吸		1. 对新生儿进行Apgar评分，包括呼吸、肌张力、心率、反应、肤色 2.评估新生儿窒息程度，8～10分为无窒息，4～7分为轻度窒息，0～3分为重度窒息	检查动作轻柔、迅速，具有急救意识，密切观察新生儿生命体征并准确评分
	评估 肌张力			
	评估 心率			
	评估 反射			

续表

V.实训流程			
步骤		操作说明及注意事项	素养提升
Apgar 评分	评估肤色	 1.对新生儿进行 Apgar 评分，包括呼吸、肌张力、心率、反应、肤色 2.评估新生儿窒息程度，8～10分为无窒息，4～7分为轻度窒息，0～3分为重度窒息	检查动作轻柔、迅速，具有急救意识，密切观察新生儿生命体征并准确评分
操作后处理	穿衣包被	 为新生儿穿好衣服、包被，系上手腕带、脚腕带，盖脚印	对产妇及新生儿给予身心方面的关爱
	母婴同室	 将新生儿抱起，送至产妇怀抱	

VI.实训视频
 新生儿Apgar评分

VII.考核评价
个人评价

续表

Ⅶ.考核评价
小组评价
组间评价
学校教师评价

Ⅷ.实训反思
1.操作中新生儿 Apgar 评分的操作要点有哪些？ 2.拟出操作流程的思维导图。 3.遇到产妇情绪比较紧张时，助产士应该如何进行有效沟通？

Ⅸ.拓展学习
请阅读下列案例，分析并回答相应问题。 患儿，女，出生后 2 h，面色发绀；胎龄 38^{+1} 周，系 G_1P_1，母孕 38^{+1} 周，剖宫产娩出，羊水清，出生体重 3 100 g，Apgar 初步评分为 3 分。给予清理呼吸道、鼻导管给氧、纳洛酮、地塞米松等处理后，面色转红，Apgar 评分为 8 分，但哭声不畅，唇周发绀，伴有呻吟，遂转入儿科进一步治疗。病程中，患儿偶有尖叫，无惊厥，无腹部胀气，胎粪未排，小便未解。 病情评估：T 36.0 ℃，P 140 次/min，R 48 次/min，BP 90/50 mmHg，身长 50 cm，体重 3 100 g；新生儿貌，反应欠佳，哭声不畅，唇周发绀，伴有呻吟，呼吸急促，双肺呼吸声粗。吸吮、觅食、握持、拥抱反射弱。 **思考：该新生儿窒息分度，主要的护理问题有哪些，应该如何实施紧急救护？**

实训项目 3-2-2　新生儿窒息复苏急救技术

【案例】患儿，男，出生后 30 min。主诉：出生后窒息复苏后反应差 30 min。

现病史：患儿系 G_2P_2，足月（胎龄 40 周），其母瘢痕子宫，检查发现胎儿过大，于半小时前在医院产科剖宫产出生，生时 1 min Apgar 评分 2 分，5 min 评分 5 分，10 min 评分 10 分。患儿羊水Ⅱ度污染，脐带胎盘无异常，在产科立即给予吸氧、胸外按压及球囊复苏，患儿皮肤颜色仍苍白，呼吸稍促，吸气三凹征弱阳性，反应较差。为进一步治疗转入儿科病房，已排胎便，未排小便。以"新生儿窒息（重度），新生儿肺炎，新生儿呼吸窘迫综合征？"收入院。

体格检查：T 不升，P 126 次 /min，R 50 次 /min，BP 未测，体重 4.50 kg，新生儿貌，反应差，全身皮肤黏膜苍白，头面部可见胎便污染。呼吸稍促，吸气三凹征弱阳性。两肺呼吸声粗糙，可及干湿性啰音。四肢末端凉、发绀。吸吮、拥抱反射未引出。

辅助检查：血常规：Rh：O 型，C 反应蛋白：10.5 mg/L，血糖：4.40 mmol/L，WBC：25.60×10^9/L，RBC：6.63×10^{12}/L，HB：192 g/L，PLT：197.0×10^9/L。

【问题】1. 患儿目前最主要的护理问题是什么？
　　　　2. 如何进行急救处理？

1. 新生儿窒息定义

新生儿窒息是指由于产前、产时或产后的各种病因，胎儿出现缺氧而发生宫内窘迫，或娩出过程中发生呼吸、循环障碍，导致生后 1 min 内无自主呼吸或未能建立规律呼吸，以低氧血症、高碳酸血症和酸中毒为主要病理生理改变的疾病。新生儿窒息是出生后最常见的紧急情况，必须积极抢救和正确处理，以降低新生儿死亡率及预防远期后遗症。

2. 新生儿窒息的原因

（1）分娩前：①孕妇疾病，如妊娠期高血压疾病、先兆子痫、子痫、急性失血、严重贫血、心脏病、急性传染病、肺结核等。②子宫因素，如子宫过度膨胀、痉挛和出血，影响胎盘血液循环。③胎盘因素，如胎盘功能不全、前置胎盘、胎盘早剥等。④脐带因素，如脐带扭转、打结、绕颈、脱垂等。

（2）分娩中：难产，如骨盆狭窄、头盆不称、胎位异常、胎膜早破，助产术不顺利或处理不当，以及应用麻醉、镇痛、催产药物不妥等。

（3）胎儿因素：新生儿呼吸道阻塞、颅内出血、肺发育不成熟，以及严重的中枢神经系统、心血管系统畸形和膈疝等。

3. 新生儿窒息临床表现及程度

（1）轻度窒息。

①新生儿面部与全身皮肤发绀。

②呼吸浅表或不规律。

③心跳规则，强而有力，心率 80 ～ 120 次 /min。

④对外界刺激有反应，肌张力好。

⑤喉反射存在。

具备以上表现为轻度窒息，Apgar 评分 4 ～ 7 分。

（2）重度窒息。

①皮肤苍白，口唇暗紫。

②无呼吸或仅有喘息样微弱呼吸。

③心跳不规则，心率 <80 次 /min，且弱。

④对外界刺激无反应，肌张力松弛。

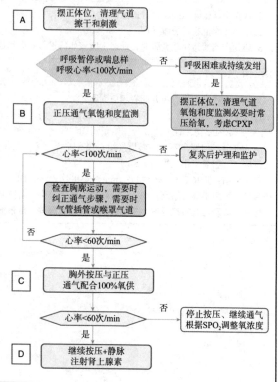

Ⅱ．知识链接

⑤喉反射消失。

具备以上表现为重度窒息，Apgar 评分 0 ～ 3 分。

4.新生儿窒息救护

新生儿窒息的复苏应由产科、儿科医护人员共同协作进行。出生后应立即评价呼吸、心率、肤色来确定复苏措施，实施 ABCDE 复苏方案。

（1）通畅气道（air way，A）：进行开放气道的最初步骤，帮助建立自主呼吸。

（2）建立呼吸（breathing，B）：对呼吸暂停或心动过缓的新生儿给予正压通气，辅助呼吸。

（3）恢复循环（circulation，C）：如果经正压通气，仍存在严重心动过缓，需要胸外按压，配合气管插管正压通气来维持循环。

（4）药物治疗（drug，D）：如果经正压通气和胸外按压，仍存在严重心动过缓，需要使用肾上腺素，同时继续正压通气和胸外按压。如有低血容量，给予扩容。

（5）评估和保暖（evaluation and environment，E）：决定新生儿是否可以和母亲在一起，或者需要初步复苏及做进一步评估。

其中，ABC 三项最为重要，A 通畅气道是根本，B 建立呼吸是关键。

Ⅲ．实训目标		
素养目标	知识目标	技能目标
1.具有生命至上的急救意识 2.具有严谨细致的职业精神 3.具有团队协作意识	1.说出新生儿窒息的临床表现及程度 2.归纳新生儿窒息复苏的操作要点	1.能准确评估新生儿窒息的程度 2.能规范进行新生儿窒息复苏

Ⅳ．实训任务分析	
重点	难点
1.新生儿窒息程度判断 2.新生儿窒息复苏操作要点	1.新生儿复苏建立呼吸操作要点 2.新生儿复苏胸外按压深度及频率

Ⅴ．实训流程			
步骤		操作说明及注意事项	素养提升
复苏准备	复苏环境	环境温度 25 ～ 28 ℃	操作准备齐全，具有细心、责任心
	复苏人员	每次分娩时至少有 1 名熟练掌握新生儿复苏技术的医护人员在场；若预计是高危分娩，至少有 2 名熟练掌握新生儿复苏技能的医护人员在场；要有"复苏团队"的概念	

Ⅴ.实训流程			
步骤		操作说明及注意事项	素养提升
复苏准备	物品设备	1. 辐射保暖台 2. 新生儿复苏用物 3. 球囊面罩通气用物 4. 脐静脉给药用物 	按正确位置排放好用物；将新生儿安置于辐射保暖台上	操作准备齐全，具有细心、责任心

		V . 实训流程		
步骤		操作说明及注意事项		素养提升
快速评估	快速评估		快速评估4项指标： 1. 足月吗? 2. 羊水清吗? 3. 有哭声或呼吸吗? 4. 肌张力好吗? 如以上4项中有1项为否，则进行以下初步复苏	快速评估动作轻柔，对新生儿充满呵护关爱，珍惜新生命
初步复苏	保持体温		提前预热辐射保暖台，温度设置为32～34 ℃，将新生儿放在辐射保暖台上或因地制宜采取保温措施，如用预热的毯子	初步复苏动作轻柔，对新生儿充满呵护关爱，珍惜新生命
	摆正体位		新生儿仰卧，肩部放置肩垫，头轻度仰伸，"鼻吸气"体位，使咽后壁、喉和气管成直线	
	清理气道		在肩娩出前，助产者用手将新生儿的口、咽、鼻中的分泌物挤出。娩出后，必要时用吸球或吸管先口、咽后鼻清理分泌物	
	擦干全身		快速擦干全身，拿掉湿毛巾；重新摆正体位	

Ⅴ.实训流程			
步骤		操作说明及注意事项	素养提升
初步复苏	刺激呼吸	用手拍打或手指轻弹新生儿的足底或摩擦背部2次，以诱发自主呼吸，触觉刺激后 HR<100 次/min，立即人工正压通气	初步复苏动作轻柔，对新生儿充满呵护关爱，珍惜新生命
正压通气	面罩通气	面罩应密闭遮盖下巴尖端、口鼻，但不盖住眼睛，通气频率40～60次/min，吸呼比为1:2，压力以可见胸廓起伏、听诊呼吸正常为宜，30 s后再评估，如心率>100次/min，出现自主呼吸，可予以观察	检查新生儿要仔细，动作轻柔，密切观察新生儿生命体征并评分，发现异常及时处理
	气管插管正压通气	1. 摆正体位 2. 常压给氧 气管插管正压通气 30 s 后，HR<60次/min，应同时进行胸外心脏按压	气管插管动作迅速、轻柔，体现气管插管的准确性、规范性，具有生命第一的急救意识

V . 实训流程			
步骤		操作说明及注意事项	素养提升
正压通气	气管插管正压通气	3. 插入喉镜，寻找解剖标志 4. 插入气管导管 5. 撤出喉镜、管芯，固定 6. 连接球囊面罩正压通气 	气管插管正压通气 30 s 后，HR<60 次 /min，应同时进行胸外心脏按压

气管插管动作迅速、轻柔，体现气管插管的准确性、规范性，具有生命第一的急救意识

Ⅴ. 实训流程			
步骤		操作说明及注意事项	素养提升
胸外按压	按压位置	胸骨体下1/3，避开剑突（两乳头连线中点下）	胸外按压部位正确、力度适中、动作轻柔，密切观察新生儿复苏的有效指征，及时处理异常情况，具有生命第一的急救意识
	按压方法	1. 拇指法按压 2. 双指法按压	1. 拇指法是用双手拇指放在胸骨上，其余手指支撑新生儿背部。两拇指可并排放置，或体型特别小时，两拇指可以重叠放置 2. 双指法是一只手中指和食指指尖按压胸骨，另一只手支撑背部，只有指尖可以放在胸骨上 3. 每次下压和松开时，指尖都不能离开胸骨	
	按压深度		按压深度为胸廓下限前后直径的1/3，按压过程中手指不离开胸壁	
	按压频率		按压频率120次/min，与人工呼吸的比例为3∶1，4个动作1个周期，应耗时约2 s。每分钟应有120个"动作"左右（90次按压和30次呼吸）	

续表

V . 实训流程			
步骤		操作说明及注意事项	素养提升
药物治疗	脐静脉给药	推荐途径，脐静脉；推荐浓度1∶10 000；推荐剂量0.1～0.3 mL/kg；推荐注射速率：迅速—尽可能快	给药动作迅速、剂量准确，养成精准服务的意识
	气管内给药	抽取1∶10 000肾上腺素推荐剂量0.5～1 mL/kg，经气管内给药，记录给药时间，给药后正压通气3～4次，促进吸收	
复苏后处理	新生儿监护	复苏后密切监护和反复评估呼吸、心率、氧饱和度、体温、血压、血气、血糖和各脏器功能，做好记录；根据评估结果决定是否母婴同室	评估内容完整、准确，发现异常情况及时处理

VI . 实训视频

新生儿复苏急救

VII . 考核评价
个人评价

Ⅶ．考核评价
小组评价
组间评价
学校教师评价

Ⅷ．实训反思

1. 新生儿窒息复苏技术的操作要点有哪些?
2. 拟出操作流程的思维导图。

Ⅸ．拓展学习

1. 请思考新生儿窒息的危害有哪些。

2. 请阅读下列案例，分析并回答相应问题。

张女士之子，孕 41^{+2} 周，因胎儿宫内窘迫、心动过缓，急行剖宫产，出生体重 4 100 g，无哭声，肤色苍白，无自主呼吸，无心率，四肢软，立即清理呼吸道，气囊正压通气。同步胸外心脏按压，第三个 30 s 评估，无自主呼吸，即予气管插口气囊正压通气，持续胸外心脏按压，气管内滴入 1∶1 000 肾上腺素 0.5 mL/kg，5 min 后，患儿心率恢复到 100～120 次/min。至 NICU，患儿体温为 35 ℃，四肢末梢凉，肤色较前稍红，无自主呼吸，呼吸机辅助通气，心电监护，四肢肌张力低，刺激无反应。

　　思考：1. 请为张女士之子出生时、出生 5 min 时 Apgar 评分。

　　　　　2. 判断张女士之子窒息的程度。

　　　　　3. 讲出新生儿窒息复苏程序。

实训项目 3-2-3 新生儿脐带处理技术

Ⅰ. 实训任务导入

【案例】孕妇25岁，孕1产0，妊娠41周，臀位，2月24日因阵发性腹痛2h入院。未做孕期检查，一般情况好。

产科检查：宫高28 cm，腹围104 cm，髂前上棘间径23 cm，髂嵴间径26 cm，骶耻外径21 cm，坐骨结节间径9 cm，胎心124次/min，宫颈管消失，宫口开大0.5 cm，$S^{-1.5}$，予以静滴5%碳酸氢钠250 mL，吸氧，左侧卧位，30 min后胎心114次/min，即行剖宫取胎术。

新生儿外发育无畸形，体重3 500 g，脐带全长30 cm，粗而胶质多，用消毒棉线结扎脐带时，脐带从脐根处整齐断裂，见出血，立即给外科缝合脐带根部并予加压包扎，每2h放松腹带1次，5h后按常规包扎处理，24h后予以脐部换药，与其他新生儿无异，7天后母婴康复出院。

【问题】1. 脐带结扎常用的方法有哪些？
2. 新生儿脐带处理的注意事项是什么？

Ⅱ. 知识链接

1. 新生儿脐带处理定义

新生儿脐带处理是指医务人员在胎儿出生后，对与母体连接的脐带进行结扎，并对其残端进行护理，以防引发感染和败血症，是护理新生儿的重要内容之一。

2. 新生儿脐带的作用

脐带是胎儿与母体相互"沟通"的要道，母体通过脐静脉将营养物质传递给胎儿，胎儿又通过脐动脉将废物带给母体，由母体代替排泄出去。在胎儿出生后，医务人员会将这条脐带结扎，新生儿将与母体"脱离关系"，成为一个独立的人。

有些新生儿脐带较一般新生儿的粗大（俗称"水脐"），含华通胶较多，在脐轮上0.5 cm处结扎脐带，气门芯或丝线易滑脱引起出血或脐带断裂出血，且由于有丰富的华通胶，脐带粗大，气门芯或丝线不能直接结扎血管，使结扎处至脐根处脐带仍有血液供应或常使脐带液化，有渗液，致使残脐长时间不能干燥，影响其正常脱落。

新生儿断脐时结扎不到位或残脐护理不到位，还易发生脐带出血或脐部感染，甚至引起新生儿败血症，而败血症中脐部感染者占66%～87%，若处置不当，不仅影响新生儿的健康，甚至危及新生儿的生命。因为结扎不到位引起出血，还会引起医患纠纷，所以脐带结扎需要引起我们的注意。

3. 常用新生儿脐带处理的方法

（1）常规气门芯脐带结扎法：胎儿娩出后，先用2把止血钳在距脐根10～15 cm处夹住脐带，用剪刀在2把止血钳中点初步断脐。消毒脐带根部后，用1把套有2个带尾线气门芯的止血钳在距脐根0.5 cm处夹住脐带，用剪刀在止血钳外上0.5～1 cm处剪断脐带，然后将气门芯牵拉到脐根部，以不压住脐根周围皮肤为宜（将气门芯牵拉止止血钳）。移除止血钳后，气门芯自动回落在止血钳夹过的位置。

（2）双位点气门芯脐带结扎法：胎儿娩出后，先用2把止血钳在距脐根10～15 cm处夹住脐带，用剪刀在2把止血钳中点初步断脐。脐带根部消毒后，用1把套有2个带尾线气门芯（每个气门芯宽约3 mm）的止血钳轻扣在距脐根部0.8～1 cm处，在套气门芯的止血钳外上0.5～1 cm处剪断残脐，把一个气门芯滑入脐带根部1 mm处，轻轻旋转，以不伤及脐带根部皮肤为宜，把另一个气门芯滑入此止血钳扣痕处，再放松止血钳。结扎完毕，用纱布挤尽残端血后，将纱布包绕在脐根周围保护皮肤，用碘酊充分消毒残脐断面。

本实训重点介绍常规气门芯脐带结扎法。

Ⅲ. 实训目标

素养目标	知识目标	技能目标
1. 具有临床评判性思维 2. 具有爱心、耐心、责任心 3. 具有团队协作意识	1. 说出新生儿脐部处理的操作要点 2. 描述新生儿脐部处理的注意事项	1. 能进行新生儿脐部处理 2. 能进行新生儿常规处理

Ⅳ . 实训任务分析	
重点	**难点**
1. 新生儿脐带处理准备 2. 新生儿脐带处理 3. 对新生儿的关爱	常规气门芯脐带结扎法

Ⅴ . 实训流程			
步骤		操作说明及注意事项	素养提升
操作前准备	开启仪器	打开辐射保暖台开关，准备好电子秤	操作准备细心、全面
	铺巾	在操作台上铺治疗巾	
	放置用物	按正确位置排放好用物	
	交接新生儿	将新生儿安置于辐射保暖台上	

续表

步骤		操作说明及注意事项	素养提升
初步处理	擦拭新生儿	 迅速擦拭新生儿体表的血渍和羊水，减少散热	擦拭动作轻柔，对新生儿充满呵护关爱，珍惜新生命
	Apgar 评分	 对新生儿进行Apgar评分，包括呼吸、肌张力、心率、反射、肤色	在评分中，轻柔对待新生儿，充满关爱和细心
脐带处理	碘伏消毒	 使用镊子夹取碘伏棉球消毒脐带，以脐根为中心，沿脐带向上 5 cm，脐根周围 5 cm 进行消毒	脐带处理时动作轻柔，注意保暖，观察新生儿的状态是否正常，发现异常及时处理
	夹住脐带	 距肚脐根部上10～15 cm，用两把止血钳夹住脐带，在止血钳之间剪断脐带	

Ⅴ. 实训流程

Ⅴ．实训流程			
步骤		操作说明及注意事项	素养提升
脐带处理	断脐	在距离止血钳外口2～5 cm的位置一次断脐，并结扎脐带（避免二次断脐），注意无菌操作	脐带处理时动作轻柔，注意保暖，观察新生儿的状态是否正常，发现异常及时处理
	套气门芯	套好气门芯	
	挤出残余血	用无菌纱布挤掉脐带断端残余的血	
	碘酊灼烧	用碘酊烧灼脐带断面	
	包扎脐带	取无菌纱布包盖脐带断面，用脐带卷包扎	

步骤		操作说明及注意事项	素养提升
常规处理	全身体格检查	测量身长、体重	检查新生儿要仔细，动作轻柔，密切观察新生儿生命体征并评分，发现异常及时处理
	穿衣包被	为新生儿穿好衣服、包被，系上手腕带、脚腕带，盖脚印	
	母婴同室	将新生儿抱起，送至产妇怀抱	对产妇及新生儿给予身心方面的关爱

Ⅴ．实训流程

Ⅵ．实训视频

新生儿脐部处理操作

Ⅶ.考核评价
个人评价
小组评价
组间评价
学校教师评价

Ⅷ.实训反思
1.操作中新生儿脐部处理的操作要点有哪些?   2.拟出操作流程的思维导图。

Ⅸ.拓展学习
请阅读下列案例,分析并回答相应问题。   孕妇32岁,孕2产1,因停经41周,下腹痛3 h入院。孕期产检3次,无异常发现。   入院查体:T 36.8 ℃,R 20次/min,P 80次/min,BP 114/80 mmHg,心肺无异常发现,宫高32 cm,腹围96 cm,宫口开大4 cm,胎心监护显示胎儿宫内缺氧,家属要求试产,入院1 h后宫口开全,羊膜囊突,胎头位于坐骨棘上2 cm,人工破膜羊水Ⅲ度污染,又过17 min后顺娩一活男婴,1 min Apgar评8分,5 min Apgar评10分,脐带长约70 cm,真结一个,较松。   **思考:**何为真结?它是如何形成的?应该如何护理?

实训项目 3-2-4　新生儿沐浴

Ⅰ．实训任务导入

【案例】心心出生3天后，对于新生儿是否能够沐浴，家长产生了很大的分歧，心心的妈妈担心爸爸不会沐浴的操作，而心心的爷爷奶奶担心孩子着凉、呛水等，不应该沐浴。

【问题】1. 如何向家长解释新生儿沐浴的意义？
　　　　2. 如何指导家长正确为新生儿沐浴？

Ⅱ．知识链接

一、新生儿皮肤生理特点

（1）新生儿皮脂腺分泌较为活跃，吃的乳品多，油脂分泌过多，给病菌繁殖提供了有利条件。

（2）新生儿的免疫系统尚未完全发育成熟，抗感染能力较差，皮肤易受到各种病菌的感染。

（3）新生儿的皮肤角质层较薄，渗透性要比成人强，一些成人护肤品及外用药，特别是激素类制剂和偏酸性或偏碱性的化学类物质，很容易被新生儿皮肤吸收，产生不良反应，使皮肤失去天然屏障作用。

二、健康新生儿皮肤及护理

健康足月新生儿的皮肤是红润、光滑的，有的皮肤表面有少许胎脂，肩背部有少许胎毛，皮下有饱满的脂肪。

早产儿刚出生时，皮肤看起来很薄嫩，像凝脂般，透明、颜色发红、皮肤发亮，可出现水肿；皮肤表面胎脂多，胎毛多。胎脂是由皮脂腺分泌皮脂和脱落表皮细胞形成，具有保护皮肤、防止感染的作用。

皮肤护理注意事项如下。

（1）注意室内温度，穿着衣物要合适，衣物要柔软、干净，不要过多或者过少，过热容易引起汗液堆积，导致皮肤感染，严重的可以有皮肤的破损或者溃烂。

（2）注意定期洗澡，如果温度或者条件不允许，也要每天用温水擦拭皮肤，尤其是腋窝、大腿的根部，尿不湿或者尿布要选择柔软、吸水性好的，大便后要注意及时清洗臀部，清洗时要从前往后。

（3）新生儿期容易发生新生儿黄疸，要注意观察皮肤颜色的变化，黄疸严重要及时就诊，另外，新生儿生后2～3天容易出现新生儿红斑，属于生理性现象，不需要特别处理。

三、常见的皮肤问题及护理

1. 黄疸

生理性黄疸多在生后2～3天出现，一般持续一周后消失，表现为皮肤呈淡黄色，眼白也微黄，尿色稍黄但不染尿布。新生儿一般情况很好，如吃奶有力、四肢活动好、哭声响等，生理性黄疸在7～9天后开始自行消退。

护理方法：如果出生3天后黄疸出现但10天后尚不消退，或是生理性黄疸消退后又出现黄疸，以及生理性黄疸期间黄疸明显加重，如皮肤金黄色遍布全身，应及时诊治。对早产儿应密切观察，根据测得的胆红素指标决定是否需要光疗。

2. 脱皮

多数刚出生的新生儿都存在不同程度的皮肤脱皮问题，这和离开了母体中充满羊水的环境有关，外界环境比起母体来说更加干燥，而脱皮也是新生儿对环境的一个适应过程。新生儿脱皮不需要特别护理，这是一个正常的过渡反应，注意鉴别某些疾病引起的脱皮现象。

护理方法：新生儿脱皮后要注意观察，并注意新生儿的皮肤护理，不要过度清洁皮肤。清洗后，若要给新生儿涂抹保湿护肤品，建议尽量避免挑选气味浓郁和有鲜艳颜色的，因为护肤品导致过敏的因素就是其中所添加的色素、香精等。

3. 红斑

新生儿皮肤表面角质层尚未形成，真皮较薄，纤维组织少，但毛细血管网发育良好，常常一些轻微刺激如衣物、药物便会使皮肤充血，表现为大小不等、边缘不清多形红斑，多见于头部、面部、躯干及四肢。一般来讲，新生儿没有其他不适感。

护理方法：红斑属于正常生理变化，无须治疗，通常1～2天内自行消退，不要给新生儿随便涂抹药物或其他东西，因皮肤血管丰富，吸收和透过力强，处理不当则会引起接触性皮炎。

4. 红臀

多与大小便浸渍有关，尿中尿素被粪便中的细菌分解而产生氨，刺激患儿皮肤所致。如果护理不当，将造成延迟愈合、局部皮肤损害、继发局部和全身感染。主要表现在患儿臀部、外阴部、股内侧等尿布接触部位，发生边缘有清楚的鲜红色红斑，严重的可发生红疹、水疱、糜烂，如有感染可产生脓疱。

Ⅱ．知识链接

护理方法：每次更换尿布时，可选用鞣酸软膏外涂来预防尿布皮炎的发生。若出现臀部皮肤发红，需要使用皮肤保护膜进行保护，保护膜可使皮肤与大小便隔离。

Ⅲ．实训目标		
素养目标	**知识目标**	**技能目标**
1.具有爱心、细心、责任心 2.具有团队协作意识	1.说出新生儿皮肤生理特点 2.归纳新生儿沐浴的操作要点及注意事项	1.能评估新生儿状态 2.能对新生儿规范地沐浴

Ⅳ．实训任务分析	
重点	**难点**
1.沐浴前准备 2.新生儿沐浴 3.对新生儿的关爱	1.新生儿各部位沐浴的顺序 2.固定新生儿的手法

Ⅴ．实训流程		

步骤	操作说明及注意事项	素养提升
操作前准备 环境准备	关上室内门窗，调节室温为 26～28 ℃、水温为 38～40 ℃	
物品准备	婴儿尿布及衣服、大毛巾、毛巾被及包布、系带、面巾1条、浴巾2条；润肤露、碘伏、酒精、洗手液、婴儿淋浴液、石粉、护臀霜、棉签、体温计、水温计等	准备用物时，要细心、全面，用物按顺序放置，水温适宜，具有安全意识
操作人员准备	洗手，穿衣，戴口罩、帽子	

	步骤	操作说明及注意事项	素养提升
Ⅴ.实训流程			
操作前准备	新生儿准备	测量新生儿体温是否正常，观察新生儿的精神状况及四肢活动度，选择在新生儿空腹状态下淋浴，核对新生儿手腕带	准备用物时，要细心、全面，用物按顺序放置，水温适宜，具有安全意识
	称重	脱去衣服，保留纸尿裤，用大浴巾包裹新生儿全身	关注新生儿反应，注意保暖
新生儿沐浴	洗面部	抱起新生儿，左手托住枕部，依次擦洗双眼、鼻翼两侧、嘴巴、额头、脸颊、下巴	动作轻柔，按照顺序进行擦洗

V . 实训流程			
	步骤	操作说明及注意事项	素养提升
新生儿沐浴	洗面部	抱起新生儿，左手托住枕部，右手依次擦洗双眼、鼻翼两侧、嘴巴、额头、脸颊、下巴	动作轻柔，按照顺序进行擦洗

V．实训流程			
步骤	操作说明及注意事项		素养提升
洗头部		1. 左臂夹抱，左手拇指和中指分别将新生儿双耳廓向前折，堵住外耳道口 2. 右手搓洗头、颈、耳后，清水冲洗擦干	动作轻柔，避免水进入新生儿耳道及眼睛
入盆		1. 除去包被、纸尿裤 2. 测试水温 3. 左手握住肩及腋窝处，使颈部枕部枕于其前臂	注意测试水温，避免新生儿烫伤

新生儿沐浴

Ⅴ.实训流程			
步骤		操作说明及注意事项	素养提升
新生儿沐浴	入盆	 1.除去包被、纸尿裤 2.测试水温 3.左手握住肩及腋窝处，使颈部枕部枕于其前臂	注意测试水温，避免新生儿烫伤
	洗全身	 淋湿新生儿全身，按顺序洗颈下、胸、腹、腋下、四肢 	新生儿固定稳定，以免滑落水盆；左右手交替时，关注新生儿头部，以免碰撞浴盆

V．实训流程			
步骤		操作说明及注意事项	素养提升
新生儿沐浴	洗全身	 淋湿新生儿全身，按顺序洗颈下、胸、腹、腋下、四肢	新生儿固定稳定，以免滑落水盆；左右手交替时，关注新生儿头部，以免碰撞浴盆
	擦干	 洗完后迅速抱出新生儿，包裹全身，检查及护理全身各部	注意保暖，细心观察脐部

Ⅴ．实训流程			
步骤		操作说明及注意事项	素养提升
新生儿沐浴	清理耳道及鼻孔	用干棉签擦拭外耳道及鼻孔周围	动作轻柔，仔细观察
	皮肤护理	按季节涂抹润肤品，为新生儿穿好衣服，垫好尿布	涂抹前搓热双手，关爱新生儿；穿衣动作迅速，避免受凉
操作后处理	整理用物	记录新生儿皮肤及脐部情况，用物分类处理，保持清洁	爱惜用物、热爱劳动

	Ⅴ.实训流程		
步骤		操作说明及注意事项	素养提升
操作后处理	健康教育	对新生儿家属进行健康宣教，指导新生儿母亲学习新生儿沐浴方法	增进亲子关系

Ⅵ.实训视频

新生儿沐浴技术实操

Ⅶ.考核评价

个人评价

小组评价

组间评价

续表

Ⅶ . 考核评价
学校教师评价

Ⅷ . 实训反思
1.沐浴操作中保障新生儿安全的要点有哪些？ 2.拟出操作流程的思维导图。 3.遇到新生儿哭闹时，护士应该如何安抚？

Ⅸ . 拓展学习
1.如果发现新生儿头顶部有皮脂结痂，是否可以用力清洗？如何处理？ 2.请阅读下列案例，并回答相应问题。 　出生仅8天的新生儿洗澡时被烫伤，烫伤面积达30%，属于二度烫伤，创面分布于四肢、后躯、双臀部及双上肢，大部分起疱且疱皮擦脱，少部分创面有大小不等水泡，基底潮红或红白相间，臀部创面呈暗红色，痛觉迟钝，且反应差，存在低血容量性休克。 　请说说如何指导家长沐浴时预防新生儿烫伤。

实训项目 3-2-5　新生儿脐部护理

Ⅰ. 实训任务导入

【案例】患儿，男，20 天。患儿烦躁哭闹，哺乳量少 2 天入院。

查体：T 37.8 ℃，P 142 次 /min，R 40 次 /min，神志清，精神疲劳。

护士检查患儿脐部发红、肿胀，范围达 4 cm×4 cm 时有脓性分泌物渗出。

【问题】1. 该患儿的疾病诊断是什么？依据是什么？

　　　　2. 如何指导家长正确护理新生儿脐部？

Ⅱ. 知识链接

一、新生儿脐炎的定义

新生儿脐炎是脐部炎性反应的总称，因断脐时或出生后脐部处理不当，脐残端可被细菌侵入繁殖而引起急性炎症，也可由脐血管保留或换血时细菌污染造成炎症反应。新生儿脐炎是新生儿常见的感染性疾病之一，严重时可引起败血症，甚至死亡。

二、新生儿脐炎的病因

脐部是一个自然的伤口，也是一个细菌入侵的门户。病原微生物以金黄色葡萄球菌最常见，其次为大肠埃希菌、铜绿假单胞菌或溶血性链球菌等。引起新生儿脐炎的原因有以下几个。

（1）出生后结扎脐带时污染或在脐带脱落前后敷料被粪、尿污染。

（2）胎膜早破，出生前脐带被污染。

（3）分娩过程中脐带被产道内细菌污染。

（4）被脐尿管瘘或卵黄管瘘流出物污染。

三、新生儿脐炎的表现

1. 出现时间

新生儿脐带的脱落一般在生后 7 天左右，创口愈合一般在 10～14 天，轻度新生儿脐炎是新生儿出生 2～3 天出现，若不引起重视或处理不当，则可发展为严重的脐部感染，甚至引起败血症。

2. 局部症状

轻度脐炎可表现为脐轮与脐周皮肤轻度发红，或脐带脱落后伤口不愈合，脐窝湿润，继而脐部周围皮肤发生红肿，脐窝出现少量脓性分泌物。重症者脐部与脐周皮肤明显红肿发硬，脓性分泌物较多，常有臭味，有时伴有发热以及脐部蜂窝织炎。

3. 全身症状

严重时可导致败血症、皮下坏疽，甚至腹膜炎，并出现全身中毒症状，如发热、拒奶、烦躁不安或精神萎靡。

4. 并发症

脐带创口未愈合时，爽身粉等异物刺激可引起脐部慢性炎症，导致局部形成肉芽肿，为一突出的小樱红色肿物，表面可溢出脓性分泌物，经久不愈。

Ⅲ. 实训目标

素养目标	知识目标	技能目标
1. 具有爱心、细心、责任心 2. 具有无菌意识 3. 具有团队协作意识	1. 说出新生儿脐炎的定义、原因及症状 2. 归纳新生儿脐部护理的操作要点及注意事项	1. 能评估新生儿脐部情况 2. 能对新生儿规范地进行脐部护理

Ⅳ. 实训任务分析

重点	难点
1. 脐部护理前准备 2. 新生儿不同脐部情况护理 3. 对新生儿的关爱	1. 新生儿脐部消毒范围 2. 新生儿脐部消毒的顺序

Ⅴ.实训流程			
步骤		操作说明及注意事项	素养提升
操作前准备	环境准备	关上室内门窗，调节室温至 26～28 ℃	
	物品准备	消毒棉签、75% 酒精、小毛巾、纸尿裤等	准备用物时，要细心、全面，用物按顺序放置，具有无菌意识
	操作人员准备	洗手、戴口罩	
	新生儿准备	新生儿仰卧，核对新生儿手腕带，测量新生儿体温是否正常，观察新生儿的精神状况及四肢活动度，观察脐带局部情况	

V. 实训流程			
步骤		操作说明及注意事项	素养提升
新生儿脐部护理	软化脐痂	用干净的医用棉签蘸碘伏或75%酒精，擦拭脐部表面	关注新生儿反应，注意保暖
	消毒脐部 脐部干燥	用一只手的拇指和食指扒开脐部，另一只手换一支干净的医用棉签蘸碘伏或75%酒精，深入新生儿脐窝深处（根部）擦一圈，再换一支干净的医用棉签擦一圈，直到脐部干燥	动作轻柔，按照步骤进行消毒，消毒范围规范，不跨越无菌区
	脐部渗液	用干净的医用棉签深入脐窝深处擦一圈，吸走渗液，然后再用蘸上碘伏或酒精的医用棉签深入脐窝根部进行消毒，直到脐部没有任何分泌物	
	脐部渗血	处理方法与吸取渗液一样，在根部消毒时可以将棉签多压一会儿	
	脐带脱落后处理	按照脐痂脱落前的干燥消毒方法继续消毒2～3天	动作轻柔，翻折纸尿裤边缘，避免与新生儿脐部摩擦引起不适
操作后处理	整理用物	记录新生儿皮肤及脐部情况，用物分类处理，保持清洁	爱惜用物、热爱劳动

步骤		操作说明及注意事项	素养提升
操作后处理	健康教育	对家属及产妇进行健康宣教，指导家长学习新生儿脐部护理方法	关爱家长、新生儿

Ⅴ.实训流程（表头）

Ⅵ.实训视频

新生儿脐部护理

Ⅶ.考核评价

个人评价

小组评价

组间评价

续表

Ⅶ．考核评价

学校教师评价

Ⅷ．实训反思

1. 操作中不同脐部情况的消毒要点有哪些？
2. 拟出操作流程的思维导图。
3. 评估新生儿哪些方面的表现提示脐部感染。

Ⅸ．拓展学习

1. 脐带脱落前，是否可以将其剥脱？如何处理？
2. 请阅读下列案例，并回答相应问题。

李女士剖宫产后，孩子一直由婆婆照顾。没几天，李女士发现婆婆只是帮儿子擦一下脖子和屁股就完事，不给孩子洗澡。她就劝婆婆给孩子洗澡，可婆婆说初生宝宝沾不得水，容易着凉。李女士无奈，也想着几天不洗澡也没事。没过几天，宝宝整天哭闹不停，怎么哄都没用，最后发现宝宝两只小腿出现硬肿，才急忙把宝宝送到医院。

通过检查，发现宝宝已经肠管坏死，细菌感染波及全身，原来是宝宝的脐带残端被细菌感染引起的。

请说说哪些方法可以保持新生儿脐部干燥清洁。

实训项目 3-2-6　暖箱护理技术

Ⅰ．实训任务导入

【案例】患儿，女，3 天，系 34 周早产，出生体重 2 kg，1 天来出现反应迟钝，吮乳差，哭声弱，体温低，双下肢臀部皮肤硬肿。

【问题】1. 目前该患儿首要的护理措施是什么？

　　　　2. 如何设定暖箱的温湿度参数？

Ⅱ．知识链接

一、新生儿体温调节的特点

新生儿体温调节功能差，皮下脂肪较少，体表面积相对较大，容易散热。新生儿产热主要依靠棕色脂肪的代谢。室温过高时，足月儿能通过皮肤蒸发和出汗散热，但体内水分不足，血液浓缩则会导致"脱水热"；室温过低时，可引起硬肿症。

由于生后环境温度较宫内低，新生儿出生后 1 h 内体温可降 2.5 ℃，如环境温度适中，体温逐渐回升，并在 36 ～ 37 ℃波动。适中温度是指能维持正常体核及皮肤温度的最适宜的环境温度，在此温度下身体耗氧量最少，蒸发散热量最少，新陈代谢最低。新生儿适中温度与胎龄、日龄和出生体重有关。

早产儿体温调节中枢相对足月新生儿发育更不成熟，皮下脂肪更薄，体表面积相对较大，更易散热，并且胎龄越小，棕色脂肪越少，缺乏寒冷发抖反应，代偿产热能力也越差，当环境温度低时，更易发生低体温，甚至硬肿症。因汗腺发育差，当环境温度高时，体温也易升高，因此合理的保暖可以提高早产儿的存活率。

二、入箱、出箱的条件

1. 入箱条件

患儿出生体重小于 2 000 g；高危儿，如新生儿寒冷损伤综合征、体温不升等；皮肤疾病需行暴露疗法的患儿。

2. 出箱条件

患儿体重达 2 000 g 或以上，体温正常；在室温 24 ～ 26 ℃的情况下，在不加热的暖箱内，患儿穿衣能维持正常体温；患儿在暖箱内生活了 1 个月以上，体重虽不到 2 000 g，但一般情况良好。

3. 设定暖箱温湿度参数

暖箱的温湿度应根据患儿体重及出生日龄设定。

暖箱温湿度参数

出生体重（g）	温度及日龄				相对湿度
	35 ℃	34 ℃	33 ℃	32 ℃	
1 000	初生 10 天内	10 天后	3 周内	5 周后	
1 500	—	初生 10 天内	10 天后	4 周后	55% ～ 65%
2 000	—	初生 2 天内	2 天后	3 周后	
2 500	—	—	初生 2 天内	2 天后	

Ⅲ．实训目标

素养目标	知识目标	技能目标
1. 具有爱心、细心、责任心 2. 具有安全意识、无菌意识 3. 具有团队协作意识	1. 说出新生儿体温调节的特点 2. 说出患儿出箱、入箱的条件 3. 归纳暖箱使用的操作要点及注意事项	1. 能评估患儿的出箱、入箱条件 2. 能正确使用暖箱 3. 能够处理暖箱报警

IV . 实训任务分析	
重点	**难点**
1. 入箱前准备 2. 新生儿入箱护理 3. 对新生儿的体温监测	1. 暖箱报警原因排查及处理 2. 暖箱温度参数设定

V . 实训流程

步骤		操作说明及注意事项		素养提升
操作前准备	环境准备		关上室内门窗，调节室温至 26～28 ℃	准备用物时，要细心、全面，用物按顺序放置，具有无菌意识
	物品准备		床单、床垫、温度计、灭菌注射液	
	操作人员准备		洗手、戴口罩	
	新生儿准备		患儿穿单衣、纸尿裤	

V．实训流程			
步骤		操作说明及注意事项	素养提升
暖箱使用	入箱前准备	使用暖箱前先进行清洁	仔细清洁暖箱，避免交叉感染
		接通电源，检查各项性能是否完好	按照操作规程操作，保证患儿安全
		用消毒好的床单、床垫等铺好患儿床单位	关爱患儿，促进舒适
		用容器装灭菌用水，以保持暖箱内湿度，水箱内加入水量为水位线以上	按照操作规程操作，保证患儿安全

V.实训流程			
步骤		操作说明及注意事项	素养提升
暖箱使用	入箱后护理	接触患儿前先进行洗手，入暖箱前查对患儿床号、姓名、住院号、体重、手腕带等，评估患儿身体情况，穿单衣、裹尿布，测量体温	评估全面细致，关心患儿，注意保暖
		箱温达到所需温度	按照操作规程操作，严禁骤然提高暖箱温度，以免患儿体温上升造成不良后果
		再次核对患儿信息。密切观察患儿生命体征变化，注意面色、呼吸、体温等变化，各项护理治疗等尽量在暖箱中进行，避免过多搬动患儿	严格查对，细心观察，及时发现患儿病情变化

V．实训流程			
步骤		操作说明及注意事项	素养提升
暖箱使用	出箱护理	核对医嘱，抱患儿出箱	动作轻柔，有爱心
		切断电源	按照操作规程操作，具有安全意识
		倒出灭菌用水，将患儿用过的床单位消毒后备用	防止交叉感染
操作后处理	整理用物	记录患儿入箱情况、入箱时间及出箱情况、出箱时间，用物分类处理，保持清洁	爱惜用物、热爱劳动

续表

V.实训流程			
步骤		操作说明及注意事项	素养提升
操作后处理	健康教育	对家长进行健康宣教，注意保暖，保持适宜的环境温度和湿度，鼓励母乳喂养，保证足够的热量	关爱家长，关注新生儿生长需求

VI.实训视频
暖箱的使用实操

VII.考核评价
个人评价
小组评价
组间评价

Ⅶ.考核评价
学校教师评价

Ⅷ.实训反思

1.操作中避免暖箱温度骤升的要点有哪些？

2.拟出操作流程的思维导图。

3.暖箱发出报警信号，可能的原因有哪些？如何进行排查？

Ⅸ.拓展学习

1.如何保持暖箱的清洁？患儿出箱后如何做好终末清洁消毒？

2.请阅读下列材料，并回答相应问题。

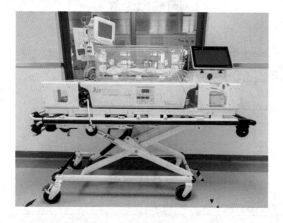

早产儿特别是小胎龄或低出生体重早产儿的出生和抢救，格外艰难。早产儿因为体重低、皮下脂肪薄等，在转运过程中易发生体温降低、血氧饱和度下降，甚至发生新生儿硬肿症、肺出血、脑出血、DIC、休克等影响预后的并发症。新生儿转运暖箱解决了新生儿转运途中的相关风险，该转运设备配有转运呼吸机、监护设备、暖箱、输液泵、空氧混合仪，在转运途中可以为新生儿提供良好的救治条件，是一个可移动的抢救病房。

请说说阅读此段资料后的感受，并查阅暖箱与新生儿医学的发展历程。

模块四

产后管理

任务一 产妇康复

实训项目 4-1-1 产后康复操指导

Ⅰ．实训任务导入

【案例】李某，女，26 岁。以"G_1P_0，孕 39^{+3} 周，见红 1 天，规律性宫缩 2 h，临产"于 7 月 3 日 13 时入院。入院次日晨 5 时行会阴侧切术，产钳助娩一男婴，体重 4 200 g，产后第 1 天，查体发现体温 37.5 ℃，脉搏 70 次 /min，呼吸 18 次 /min，血压 120/75 mmHg；子宫平脐，阴道流出血暗红色；会阴伤口处轻度水肿，无压痛，产妇住在母婴病房，自感焦虑。

【问题】1. 产后康复操一般产后多久开始进行？

2. 产后康复操该怎么做？

Ⅱ．知识链接

一、定义

1. 产褥期

产褥期是从胎盘娩出至产妇除乳腺外全身各器官恢复或接近正常未孕状态的一段时期，一般为 6 周（42 天）。

2. 产褥期保健

产褥期保健指为分娩后至产后 42 天的妇女和新生儿提供规范、系统和连续的医疗保健服务，包括住院期间保健、产后访视和产后 42 天健康检查。

3. 产后保健

产后保健指为分娩后至产后 6 个月的妇女和婴儿身心健康提供规范、系统和连续的医疗保健服务，重点是对有孕产期合并症和并发症及生殖器官等恢复不良的妇女进行管理。

二、产后运动

产后运动不仅可以加快身体和生殖系统的恢复，对于预防血栓栓塞性疾病、糖尿病，控制产后体重，减少产后尿失禁的发生，减轻产后抑郁，提高身体免疫力等均有益处。

1. 运动指导

（1）尽早适当运动。经阴道自然分娩的产妇，产后尽早下床活动；剖宫产的产妇，术后及时翻身，拔尿管后即可下床活动。

Ⅱ. 知识链接

（2）运动方式、时间。产后运动可根据身体状况和个人喜好选择不同的运动方式，如腹式呼吸、卧位体操、肌力训练、有氧运动、瑜伽、盆底肌肉锻炼（Kegel训练）等。产后前4周，循序渐进地进行呼吸功能训练、肌力训练，同时可以提高心肺功能；产后4～6周可开始规律的有氧运动，运动量可根据身体情况和个人耐受程度逐渐增加。有其他合并症的产妇可根据医学建议适当调整运动计划。哺乳期妇女为避免运动时乳房胀满引起的不适，应在锻炼前哺乳。

三、产后康复操

产后康复操可促进腹壁、盆底肌肉张力的恢复，避免腹壁皮肤过度松弛，预防尿失禁、膀胱直肠膨出及子宫脱垂，还能从心理上缓解产后紧张焦虑的情绪，预防产后抑郁症发生。根据个人体质差异，运动量由小到大，由弱到强循序渐进练习，一般在产后第二天开始，每1～2天增加1节，每节做8～16次，出院后继续做产后健身操直至产后6周。

Ⅲ. 实训目标

素养目标	知识目标	技能目标
1. 具有临床评判性思维 2. 具有爱心、耐心、责任心 3. 具有团队协作意识	1. 知晓产褥期、产褥期保健、产后保健定义 2. 掌握产后康复操锻炼步骤	正确引导产妇产后康复操锻炼

Ⅳ. 实训任务分析

重点	难点
1. 操作准备 2. 解释产后康复操的意义	动作标准

Ⅴ. 实训流程

步骤		操作说明及注意事项	素养提升
操作前准备	环境准备		关闭门窗，光线明亮，室内温度在24～28℃，湿度为55%～60%，空气清新、爽洁，环境舒适
	操作人员准备		准备用物时，要细心、全面，也要顾及产妇个性化需求
		着装规范	
	患者准备	排空膀胱，保持良好心态，着宽松衣服	

V.实训流程			
步骤		操作说明及注意事项	素养提升
产后健身操	操作准备	1.室内光线充足，温湿度适宜，空气新鲜 2.产妇准备：衣着宽松舒适，"一去"去枕平躺，"二松"松腹带、发带，"三空"排空乳房、排便 3.每个动作4个8拍，循序渐进完成	指导操作动作因人而异，原则是循序渐进，不可操之过急，给产妇足够的关爱，保护其安全
	第一节：抬头运动	仰卧，抬头勾脚尖，保持收缩腹部，放松	
	第二节：扩胸运动	双手伸直向两侧伸展，再举过头顶，再向前垂直于床面，最后置于身体两侧	
	第三节：腹肌运动	仰卧，两臂直放于身旁，鼻深吸气，收腹部，然后嘴呼气，进行腹式呼吸，腹部放松	
	第四节：抬臀运动	仰卧，髋与腿放松，分开稍屈，足底支撑，尽力抬高臀部及背部	
	第五节：屈膝运动	仰卧，两臂直放于身旁，双手交叉抱单膝，下颌伸向前，肩可以不动，收腹，尽量让胸贴近膝盖，慢慢放下，交换另一侧	

V . 实训流程			
步骤		操作说明及注意事项	素养提升
产后健身操	第六节：盆底肌运动	仰卧，两臂直放于身旁，深吸气，收缩会阴部和肛门，保持数秒，每次 5 ~ 10 s，然后缓慢呼气，放松会阴部	指导操作动作因人而异，原则是循序渐进，不可操之过急，给产妇足够的关爱，保护其安全
	第七节：胸膝卧位	跪膝于床上，双手交叉于前，手臂向前伸直，臀与大腿保持直角，腰部下压，胸部尽量贴近床面	
	第八节：仰卧起坐	仰卧起坐，尽量收紧腹壁	

VI . 实训视频
产后康复操

VII . 考核评价
个人评价

续表

Ⅶ．考核评价
小组评价
组间评价
学校教师评价

Ⅷ．实训反思

1. 操作中与产妇沟通要点有哪些?

2. 拟出操作流程的思维导图。

3. 遇到产妇情绪比较紧张时,助产士应该如何进行有效沟通?

Ⅸ．拓展学习

1. 产后多久可以进行跑步减肥?

2. 请阅读下列一段文字,并回答相应问题。

黄醒华,主任医师,教授,硕士生导师,首都医科大学北京妇产医院围产医学科主任。

从医 50 多年来,黄醒华抢救、手术和接产达上万人次,经她抢救的 8 例羊水栓塞病人 7 例获得成功;她曾口对口吸出患有肺结核产妇嘴里的污血,保证了病人呼吸道的畅通,赢得了抢救时间;当产妇生命垂危来不及进手术室时,她跪地两个小时手术,确保母婴平安。

抢救危重的产妇和新生儿经常需要输血,有时因为情况紧急,O 型血的黄主任就会毫不犹豫地伸出自己的胳膊,抽完血后又继续投入抢救。这样的情况先后发生了 80 多次。

黄教授的事迹,感动到你的是什么?

实训项目 4-1-2　产褥感染预防

Ⅰ. 实训任务导入

【案例】李某，女，26岁。以"G_1P_0，孕39^{+3}周，见红1天，规律性宫缩2 h，临产"于7月3日13时入院。入院次日晨5时行会阴侧切术，产钳助娩一男婴，体重4 200 g，产后第三天，查体发现体温37.5 ℃，脉搏70次/min，呼吸18次/min，血压120/75 mmHg；子宫平脐，阴道流出血暗红色；会阴伤口处轻度水肿，无压痛，产妇住在母婴病房，自感焦虑。

【问题】1. 现恶露颜色正常吗？

　　　　2. 如何进行会阴擦洗？

Ⅱ. 知识链接

一、相关知识

1. 产褥期

产褥期是从胎盘娩出至产妇除乳腺外全身各器官恢复或接近正常未孕状态的一段时期，一般为6周（42天）。

2. 产褥感染（puerperal infection）

产褥感染指分娩及产褥期生殖道受病原体侵袭，引起局部或全身感染，其发病率约6%。

3. 产褥病率（puerperal morbidity）

产褥病率指分娩24小时以后的10天内，每日测量体温4次，间隔时间4 h，有2次体温达到或超过38 ℃。产褥病率常由产褥感染引起，但也可由生殖道以外感染如急性乳腺炎、上呼吸道感染、泌尿系统感染、血栓静脉炎等原因所致。

4. 恶露

产后随子宫蜕膜脱落，含有血液、坏死蜕膜等并经阴道排出的组织，称为恶露（lochia）。恶露有血腥味，但无臭味，持续4～6周，总量为250～500 mL。因其颜色、内容物及时间不同，恶露分为以下三种。

（1）血性恶露（lochia rubra）：因含大量血液得名，色鲜红、量多，有时有小血块。镜下见多量红细胞、坏死蜕膜及少量胎膜。血性恶露持续3～4天，出血逐渐减少，浆液增加，转变为浆液恶露。

（2）浆液恶露（lochia serosa）：因含多量浆液得名，色淡红。镜下见较多坏死蜕膜组织、宫腔渗出液、宫颈黏液，少量红细胞及白细胞，且有细菌。浆液恶露持续10天左右，浆液逐渐减少，白细胞增多，变为白色恶露。

（3）白色恶露（lochia alba）：因含大量白细胞，色泽较白得名，质黏稠。镜下见大量白细胞、坏死蜕膜组织、表皮细胞及细菌等。白色恶露约持续3周干净。

若子宫复旧不全（uterus subinvolution）或宫腔内残留部分胎盘、胎膜或合并感染，恶露增多，血性恶露持续时间延长并有臭味。

二、产褥期保健知识

目的是防止产后出血、感染等并发症发生，促进产后生理功能的恢复。

1. 饮食起居

合理饮食，保持身体清洁，产妇居室应清洁通风，衣着应宽大透气，注意休息。

2. 适当活动及产后康复锻炼

产后尽早适当活动，经阴道自然分娩的产妇，产后6～12 h内即可起床轻微活动，于产后第2天可在室内随意走动。产后康复锻炼有利于体力恢复、排尿及排便，避免或减少栓塞性疾病的发生，且能使盆底及腹肌张力恢复。产后康复锻炼的运动量应循序渐进。

3. 计划生育指导

若已恢复性生活，应采取避孕措施，哺乳者以工具避孕为宜，不哺乳者可选用药物避孕。

4. 产后检查

产后检查包括产后访视和产后健康检查两部分。产妇出院后，由社区医疗保健人员在产妇出院后3天、产后14天和产后28天分别做3次产后访视，了解产妇及新生儿健康状况，内容包括：①了解产妇饮食、睡眠等一般状况；②检查乳房，了解哺乳情况；③观察子宫复旧及恶露；④观察会阴切口、剖宫产腹部切口；⑤了解产妇心理状况，如发现异常应及时给予指导。

产妇应于产后6周至医院做产后健康检查，包括全身检查及妇科检查。前者主要测血压、脉搏，查血常规、尿常规，了解哺乳情况，若有内外科合并症或产科并发症等应做相应检查；后者主要观察盆腔内生殖器是否已恢复至未孕状态。此外，应对婴儿进行检查。

Ⅲ．实训目标		
素养目标	知识目标	技能目标
1. 具有临床评判性思维 2. 具有爱心、耐心、责任心 3. 具有团队协作意识	1. 能说出产褥期、产褥感染、产褥病率概念 2. 能描述会阴擦洗步骤	能正确进行会阴擦洗的操作

Ⅳ．实训任务分析	
重点	难点
操作准备	操作方法

Ⅴ．实训流程

步骤		操作说明及注意事项		素养提升
操作前准备	环境准备		关闭门窗，光线明亮，室内温度在24～28℃，湿度为55%～60%，空气清新、爽洁，环境舒适	准备用物时，要细心、全面，为患者创造舒适环境
	操作人员准备		着装规范、整洁	
	用物准备		用物包括治疗车、方盘、换药包（内放弯盘2个、消毒小药杯）、大棉签、碘伏、无菌治疗巾、大毛巾、污物桶	

	步骤	操作说明及注意事项	素养提升
会阴擦洗	第一步：核对	携用物至床旁，核对患者信息，解释操作目的	耐心解释，并取得患者信任
	第二步：摆体位、妇科检查	嘱咐患者排空膀胱，协助患者脱下一侧裤腿，取屈膝仰卧位，略外展，充分暴露外阴部。产后患者，解开会阴垫，按摩子宫，了解宫底高度、软硬度，按压宫底，观察恶露色、质、量、气味，弃去会阴垫	注意患者隐私及保暖
	第三步：外阴擦洗、消毒	患者臀下垫治疗巾，将擦洗弯盘放在治疗巾上，用大棉签进行擦洗，顺序为阴道前庭、对侧大小阴唇、近侧大小阴唇、伤口、会阴及肛门周围。每只棉签仅擦洗一个部位，不得重复使用	动作轻柔，消毒规范，关注患者的反应并有效沟通

续表

Ⅴ．实训流程			
步骤		**操作说明及注意事项**	**素养提升**
会阴擦洗	第四步：整理床单元	弃去用物，撤去治疗巾，更换干净的会阴垫，穿上裤子，恢复体位，整理好床单位。进行健康宣教	关注患者的舒适度，并耐心解释注意事项
	第五步：处置用物	处理用物，洗手	注重职业规范

Ⅵ．考核评价
个人评价
小组评价

续表

Ⅵ . 考核评价	
组间评价	
学校教师评价	

Ⅶ . 实训反思

1. 操作中与患者沟通要点有哪些?
2. 拟出操作流程的思维导图。

Ⅷ . 拓展学习

描述产时进行会阴消毒的正确顺序。

任务二 婴儿喂养指导

实训项目 4-2-1 母乳喂养指导

Ⅰ. 实训任务导入

【案例】王女士刚生了一个女儿，看到孩子那么娇小柔弱，她倍加疼爱，坚决要自己给孩子喂奶，但现在快2个月了，仍不能较好地喂养和解决喂养期间的问题。她今天来到咨询中心，询问如何给婴儿喂奶，婴儿为什么会吐奶，如何防止婴儿吐奶等问题。

【问题】1. 助产士如何了解王女士基本情况？

2. 如何指导其进行正确的母乳喂养？

Ⅱ. 知识链接

1. 母乳喂养的好处

（1）母乳是婴儿必需和理想的食品，最适合婴儿消化、吸收，婴儿4～6个月纯母乳喂养关系到婴儿的发育。

（2）母乳中含有丰富的抗感染物质。

（3）吸吮有利于婴儿的牙齿、面部发育。

（4）经常接触母亲，有利于婴儿的心理发育，母乳喂养与智力发育有关。

（5）减少婴儿疾病的发生。

（6）30 min吸吮促进母亲子宫收缩，减少出血，有利于康复，延长生育间隔时间。

（7）可防止乳腺癌、卵巢癌的发生。

（8）母乳是最经济、最营养的物质。

2. 注意事项

（1）喂养时间长，母亲的身体越放松，婴儿就越容易静下来吃奶。让婴儿尽量多接触母亲的皮肤，使之可以取合适的姿势靠上母亲的乳房，有效地吸吮奶汁。喂奶过程始终是轻松的、恬静的，双方都十分满足。

（2）对于胀得比较厉害的乳房，哺乳之前，可以先用一块温热的湿毛巾敷乳房几分钟，使乳房变软，然后，用手轻轻按摩乳房，试着压出一些乳汁，以减轻肿胀，有利于帮助婴儿把乳头放入口中。

（3）不要担心婴儿会吃不够，任何时候婴儿都知道该吃多少和需要吃多少，千万不要硬喂。

（4）用第一个乳房哺乳时，婴儿愿意吃多久就多久，使这个乳房尽量排空。下一次哺乳时，先喂另一侧乳房，这样，两侧乳房可受到同样的刺激。至少要让婴儿吸吮10～15 min，终止喂奶时，不要强行拉出乳头，这样会伤害乳头。

（5）母乳喂养时，母亲的饮食注意避免寒凉、辛辣、兴奋性食物，还要保持良好的心情。

3. 促进产妇有足够的乳汁的方法

足够的乳汁是母乳喂养成功的保证。要保证有足够的乳汁必须做到：早喂，勤喂，频繁吸吮，坚持夜间哺乳，掌握正确哺乳的技巧，树立喂哺成功的信心，合理地补充营养与休息。

Ⅲ. 实训目标

素养目标	知识目标	技能目标
1. 具有临床评判性思维 2. 具有爱心、耐心、责任心 3. 具有团队协作意识	1. 描述母乳喂养的优点 2. 描述母乳喂养的注意事项	能正确指导产妇进行母乳喂养

续表

Ⅳ.实训任务分析	
重点	**难点**
1.母乳喂养的优点 2.母乳喂养的注意事项 3.母乳喂养宣教	母乳喂养方法的指导

Ⅴ.实训流程			
步骤		**操作说明及注意事项**	**素养提升**
操作前准备	环境准备	关闭门窗，光线明亮，室内温度在 24～28 ℃，湿度为 55%～60%，空气清新、爽洁，环境舒适	要细心、全面，也要顾及产妇个性化需求
	产妇准备	乳房过胀应先挤掉少许乳汁，待乳晕发软时开始哺喂（母乳过多时采用）。准备好热水和毛巾，请产妇洗手。用温热毛巾为产妇清洁乳房	
	新生儿准备	在母乳喂养前，先给新生儿换清洁尿布，避免在哺乳时或哺乳后给新生儿换尿布。若翻动刚吃过奶的新生儿，容易使新生儿溢奶	

续表

Ⅴ．实训流程			
步骤		**操作说明及注意事项**	**素养提升**
操作过程	哺乳体位选择	母亲用哺乳乳房同侧的手臂怀抱婴儿，婴儿头面向乳房，胸腹部与母亲紧贴。 这是一种常用的哺乳体位，适用于自然分娩的母亲	协助产妇摆好舒适的体位，关注产妇的感受及婴儿的安全
		将婴儿放在母亲的一侧哺乳，婴儿身体及腿部自然弯曲，母亲手臂支撑婴儿颈肩部。 常用于剖宫产术后前几天，可以避免婴儿的体重直接压在剖宫产切口上	
		母亲用对侧的手臂支撑婴儿后颈部、肩部、背部，另一只手在需要时可支托乳房，帮助乳房塑形。 常用于早产儿、低体重儿。早期哺乳时，因母亲手臂的支撑可以很好地帮助婴儿固定	
		母亲和婴儿面对面侧躺，避免婴儿头周围有松散的衣物或寝具，以免母亲疲乏时婴儿发生窒息。 这是顺产产后最初几天及夜间哺乳常用的体位	

Ⅴ.实训流程				
步骤		操作说明及注意事项		**素养提升**
操作过程	母乳喂养体位选择指导	摇篮式　橄榄球式　交叉式　侧卧式　夜间哺乳常用的体位　剖宫产术头后几天　早产儿、低体重儿　常用的一种	根据产妇的个体差异而指导选择不同的喂养方式	协助产妇摆好舒适的体位，关注产妇的感受及婴儿的安全

Ⅵ.考核评价
个人评价
小组评价
组间评价
学校教师评价

Ⅶ.实训反思
1.操作中与新手妈妈沟通要点有哪些？ 2.拟出操作流程的思维导图。 3.遇到新手妈妈情绪焦虑出现喂养困难时，助产士该如何进行有效指导？

Ⅷ．拓展学习
1.指导新手妈妈进行恰当的母乳喂养。
2.请同学们到见习医院，收集不同的案例，并能够教会新手妈妈用正确的方式及姿势进行喂养。

实训项目 4-2-2　人工喂养指导

Ⅰ．实训任务导入

【案例】男婴 10 个月，人工喂养（喂羊乳 6 个月后加米糊，但未加肉类）；面色苍白 3 个月，近一周嗜睡，食欲差；体检虚胖，头发稀疏微黄，面色苍黄，巩膜轻度黄染，心尖 SM Ⅱ，肝肋下 0.5 cm，脾未触及。血常规检查结果 RBC 2.5×10^{12}/L，Hb 78 g/L，MCV 95 fL，白细胞计数正常、血小板正常；外周血涂片显示白细胞有核分叶过多现象。

【问题】1. 该男婴出现了什么问题，最主要原因是什么？

2. 如何指导其进行正确的喂养？

Ⅱ．知识链接

一、人工喂养的优缺点

人工喂养的优点：母乳喂养只能是妈妈一个人来完成，人工喂养家庭成员可以一起分担，减轻母亲的劳累。

人工喂养的缺点：各种代乳品都不含免疫物质，而且容易引起过敏及消化不良。喂养的奶瓶等器具消毒不严格，容易细菌污染，引起婴儿腹泻、败血症等。

二、母乳替代品

1. 配方乳

多数配方乳强化了钙、铁和维生素等营养物质，有些 " 母乳化 " 配方乳成分接近母乳，口感较好，是人工喂养的优先选择。

2. 羊乳

羊乳与牛乳类似，其中含有较高含量的蛋白质和脂肪。羊乳中的脂肪球较小，便于消化，但是叶酸和维生素 B_{12} 含量特别少，长期饮用会造成贫血。

3. 其他特殊奶粉

如无乳糖奶粉、水解蛋白奶粉等，这些奶粉主要针对一些疾病患儿，必须在医生的指导下应用。

三、注意事项

（1）选择合格的代乳品，按年龄阶段推荐适合的奶粉。

（2）喂奶量按婴儿的体重及日龄计算，都有个体差异，一般按婴儿的需求喂养。

（3）奶粉和水的比例一般是 1：4，奶粉过浓或过稀对婴儿均不利，可引起消化功能紊乱。

（4）喂奶前试奶温，可将乳汁滴几滴于手背或手腕处，若无过热感，则表明温度适合。

（5）奶嘴的软硬度与奶嘴孔的大小应合适。避免空气吸入，喂养时奶瓶呈斜位，使奶嘴及奶瓶的前半部分充满牛奶。特殊疾病如腭裂患儿应使用专用奶嘴。

（6）加强喂养器具消毒，婴儿用的奶瓶、奶嘴等每天都要消毒。

Ⅲ．实训目标

素养目标	知识目标	技能目标
1. 具有临床评判性思维 2. 具有爱心、耐心、责任心 3. 具有团队协作意识	描述人工喂养的必要性及注意事项	1. 能指导产妇进行正确的人工喂养 2. 能正确指导人工喂养时选择为婴儿提供营养的母乳替代品

Ⅳ．实训任务分析

重点	难点
1. 人工喂养的注意事项 2. 人工喂养宣教	指导正确的人工喂养

	步骤	操作说明及注意事项	素养提升
V．实训流程			

	步骤	操作说明及注意事项	素养提升
操作前准备	环境准备	关闭门窗，光线明亮，室内温度在 24～28℃，空气清新、爽洁，环境舒适	准备用物时，要细心、全面，注意加强无菌观念
	物品准备	洗手液、小毛巾、奶瓶、奶粉、温开水、洗瓶器、温奶器等	
	操作人员准备	洗手、戴口罩	
	核对	核对床号、姓名、配乳卡日期、乳液种类及每次哺乳量及时间	
操作过程	评估婴儿	评估婴儿，更换尿不湿，注意观察婴儿大便的情况	动作轻柔，观察仔细

Ⅴ．实训流程			
步骤		操作说明及注意事项	素养提升
操作过程	洗手	操作者接触婴儿后洗手，保持手部卫生	加强婴儿的清洁喂养观念
	取出用物	夹取出已消毒好的奶瓶、奶嘴等，并检查奶瓶的完好性及规格	
	配奶	1.按照配方奶粉的说明，取适量温开水，视线与刻度平齐	加强操作过程的清洁观念，配方奶的温度、浓度适宜，避免对宝宝形成伤害

V.实训流程			
步骤		操作说明及注意事项	素养提升
操作过程	配奶	2.取一勺奶粉,在奶粉口平处刮平,放入奶瓶中 旋紧奶嘴盖,一个方向将奶粉摇匀至完全溶解 并用手腕内侧试温,水温适宜放入温奶器调至保温状态	2.取奶粉,在奶瓶口平面刮平,放入奶瓶中 3.旋紧奶瓶盖,一个方向将奶粉摇匀至完全溶解 4.用手腕内侧测试温度,水温适宜,放于温奶器调至保温状态	加强操作过程的清洁观念,配方奶的温度、浓度适宜,避免对宝宝形成伤害
	抱出婴幼儿		将婴儿抱入怀中,头部在成人的肘窝处,呈半坐姿势	关注婴儿的反应及状态,对婴儿要有充分的爱心
	喂奶	喂奶时始终保持奶瓶倾斜,奶液充满奶嘴,避免婴儿吸入空气引起溢乳	取出奶瓶,喂奶时始终保持奶瓶倾斜,奶液充满奶嘴,避免婴儿吸入空气引起溢乳	

Ⅴ．实训流程				
步骤		操作说明及注意事项		素养提升
操作后	喂奶完毕		用帕子轻轻擦掉婴儿嘴角残留奶水	关注婴儿的反应及状态，对宝宝要有充分的爱心
	拍嗝		喂奶完毕，将婴儿竖抱，将其头放于操作者肩处，并从下往上拍嗝	注意动作轻柔
	用物处理		用温开水清洗奶瓶，用奶瓶刷刷洗奶瓶，将奶瓶进行消毒，洗手并记录	用物清洗干净，摆放整齐

Ⅵ．实训视频
 人工喂养技术

Ⅶ．考核评价

个人评价

小组评价

组间评价

学校教师评价

Ⅷ．实训反思

1. 操作中与新手妈妈沟通要点有哪些?

2. 拟出操作流程的思维导图。

3. 遇到新手妈妈情绪比较紧张时,护士应该如何进行有效沟通?

Ⅸ．拓展学习

请阅读下列故事并进行思考

早上 8:30,我踩着助产士们交班的时间到达医院,她们已在享受着科室准备的早餐,一大锅的白粥以及一大盆的炒河粉,这就是她们上了一整晚夜班后的果腹食物。在这期间,我能听到她们的欢声笑语,除了生孩子的话题之外,还交谈着休假如何放松和释放压力(产科是关联两条生命的科室,她们每天在精神高度集中和高压下工作,解压很有必要)。

在交流中,我看到了一个年轻的面孔,她默默地吃着粥,并时不时地睁大眼睛看着前辈们,倾听她们的谈话。这是一位刚大学毕业的助产士,23 岁,在医院工作刚满 8 个月。我便和她攀谈起来。对于一个刚毕业的大学生,我十分好奇她是有怎样的一个情怀选择做一名助产士。对于接生孩子这件事情不会有所排斥吗?不担心给自己留下不好的印象吗?(我曾记得一名助产士说,她生产时要选择剖宫产,皆因她无法消除残留在她心里的阴影。)

Ⅸ. 拓展学习

　　她不紧不慢地告诉我，她认为助产是一个神圣的职业，可以带给自己成就感和满足感。她说，每当一个妈妈顺利生下自己的孩子时，她都为之雀跃，她亲眼见证的每个孩子的诞生都给予她坚定做下去的信心。

　　作为一个新手，在医院实习需要非常勤奋，只有这样才能吸收更多的实战经验。这让我想起了美剧《实习医生格蕾》里格蕾以及她的3个小伙伴刚到医院实习的情景，他们积极地抢案例，跟住院医生学习，出现最多的一句台词是"Go、Go、Go"。总之就是需要充满鸡血地"跑"起来，这样才会获得更多。（其实每个职业的新手都需要如此，不是吗？）

　　她还告诉我，她前一天晚上值夜班，接了3个即将分娩的妈妈。她兴奋极了，她离妈妈们这么近。我问她有没有让她印象深刻的妈妈。她说当时有一个妈妈宫口开全了，却处于紧张和焦虑的状态，不断地询问她可以生了吗？还要多久？她不断地安抚这个妈妈的情绪，慢慢地让她恢复平静，最后这位妈妈顺利地生下孩子。由于这个妈妈的会阴条件不错，仅有轻微撕裂，不需要侧切，这让她感到自豪。

　　请说说你读完故事后，得到了什么启发。

任务三　婴儿健康促进

实训项目 4-3-1　婴儿抚触

Ⅰ.实训任务导入

请为一个正常的 10 个月的婴儿进行抚触，包括抚触前的准备、适宜的抚触时间、抚触的操作过程。

Ⅱ.知识链接

一、抚触的相关研究

国内外专家多年的研究和临床实践证明，给婴儿进行系统的抚触，有利于婴儿的生长发育，增强免疫力，增进食物的消化和吸收，减少婴儿哭闹，增加睡眠；同时，抚触可以增强婴儿与父母的交流，帮助婴儿获得安全感，发展对父母的信任感。心理学研究发现，有过婴儿期抚触经历的人在成长中较少出现攻击性行为，喜爱助人，更合群。

另有研究表明，抚触可以刺激大脑产生后叶催产素，帮助婴儿及其父母得到平和安静的感觉。

二、抚触的功能

（1）抚触能够促进婴儿神经系统发育，从而促进生长及智能发育；
（2）抚触可以刺激婴儿的淋巴系统，增加抵抗疾病的能力；
（3）抚触能保护婴儿皮肤，降低各种婴儿皮肤病的发病率；
（4）抚触可以改善婴儿的消化系统，增进食欲；
（5）抚触可以平复婴儿的情绪，减少哭泣；
（6）抚触可以改善婴儿睡眠深度，增加睡眠时间；
（7）抚触能促进母婴间的交流，使婴儿感受到妈妈的爱护和关怀，知道爱与被爱。

三、抚触顺序

抚触的顺序依次为头面部—胸部—腹部—四肢—背部—臀部，每个部位抚触至皮肤微微发红。

四、注意事项

1.对新生儿每次抚触 15 min 即可，一般每天进行 3 次抚触。要根据婴儿的需要，一旦感觉婴儿满足了即应停止。
2.婴儿出牙时，面部抚触和亲吻可使其脸部肌肉放松。
3.开始时要轻轻抚触，逐渐增加压力，好让婴儿慢慢适应起来。
4.不要强迫婴儿保持固定姿势，如果婴儿哭了，先设法让他安静，然后才可继续。一旦婴儿哭得很厉害，应停止抚触。
5.不要让婴儿的眼睛接触润肤油。

Ⅲ.实训目标

素养目标	知识目标	技能目标
1.具有临床评判性思维 2.具有爱心、耐心、责任心	1.描述婴儿抚触的功能 2.描述婴儿抚触的注意事项	能指导新手妈妈为婴儿正确实施抚触

Ⅳ.实训任务分析

重点	难点
1.婴儿抚触的功能 2.抚触的注意事项	婴儿抚触的方法

V．实训流程		
步骤	操作说明及注意事项	素养提升

操作前准备	环境准备		关闭门窗，光线明亮，室内温度在 26～28℃，空气清新、爽洁，环境舒适，选择一首轻柔的音乐	
	物品准备		婴儿模拟人、大小毛巾、尿片、干净的衣服、润滑油、抚触台及衬垫	准备用物齐全，对婴儿有充分的爱心、细心
	操作人员准备		洗手、戴口罩，取下戒指及手表	

Ⅴ.实训流程			
步骤		操作说明及注意事项	素养提升
操作前准备	婴儿准备	检查婴儿全身情况，更换尿布。婴儿抚触时间选择：不宜太饱或者太饿，情绪稳定。最好在沐浴后或者睡觉前进行	准备用物齐全，对婴儿有充分的爱心、细心
操作过程	涂抚触油	接触婴儿前双手涂抹抚触油，并搓热双手	动作轻柔
	面部抚触	两拇指从一侧眼内眦向对侧眉头，重复几遍	关注婴儿的反应，温柔而有爱地与婴儿说话

V．实训流程			
步骤		操作说明及注意事项	素养提升
操作过程	面部抚触	再拉微笑肌，从下颌中央滑向耳垂，从承浆穴滑向耳垂，让婴儿呈微笑状，重复几遍	关注婴儿的反应，温柔而有爱地与婴儿说话
	头部抚触	从大发际抚向枕后，两中指停留在耳后；再从小发际到枕后，再到耳后，抡耳廓，重复几遍，再对侧头部	

Ⅴ.实训流程			
步骤		操作说明及注意事项	素养提升
操作过程	胸部抚触	双手从外肋下向上至对侧肩部按摩，避开乳头	关注婴儿的反应，温柔而有爱地与婴儿说话
	腹部抚触	双手交替沿结肠走行方向按摩，即从右向左顺时针方向划半圈，再从左下按摩至右下腹，重复几遍	
	四肢抚触	对四肢由上至下用双手轻捏、搓滚，手部由手腕至手指，足部由足跟至足趾推进，并捏拉各关节	

V.实训流程			
步骤	操作说明及注意事项		素养提升
操作过程	四肢抚触	对四肢由上至下用双手轻捏、搓滚，手部由手腕至手指，足部由足跟至足趾推进，并捏拉各关节	关注婴儿的反应，温柔而有爱地与婴儿说话
	背部抚触	让婴儿趴下，头偏向一侧，双手从脊柱的中分线向两侧按摩	关注婴儿有无受压，保证安全，避免窒息

续表

V. 实训流程			
步骤		操作说明及注意事项	素养提升
操作过程	背部抚触	让婴儿趴下，头偏向一侧，双手从脊柱的中分线向两侧按摩	关注婴儿的有无受压，保证安全，避免窒息
	臀部抚触	双手指腹放于婴儿臀部，从内向外环形按摩	动作轻柔，关注婴儿安全
	用物处理	帮助婴儿穿好衣服及尿布，安置好卧位	换洗衣服送清洗，清洗双手	用物处置正确，物品摆放整齐

VI. 实训视频
婴儿抚触技术操作

续表

Ⅶ．考核评价
个人评价
小组评价
组间评价
学校教师评价

Ⅷ．实训反思
1.拟出操作流程的思维导图。 　2.遇到婴儿哭闹，助产士应该如何应对？

Ⅸ．拓展学习
请阅读下列故事，并思考。 　　在 2014 年的医院公开招聘中，绍华以优异的成绩被录取，分配到一家医院妇产科做一名助产士。她告诉我，这个公开招聘的考试非常难，为应战这次难得的机会，她一边工作，一边学习备考，还需要安排好家庭。除去工作和睡觉时间，她争分夺秒地学习。我一直在思考有多少人是会利用业余时间进修呢？我身边的朋友有，是极少个别人如此。苍天不负有心人，她如愿以偿地考取了。

Ⅸ．拓展学习
考取后，她开始了进修产科的计划，这也是我能在这里见到她的原因。我欣赏心中有团火的人，这团火会推动着她前进，遇见越来越好的自己。在进修的日子里，绍华告诉我，她每天都很充实，就像一个海绵不断地吸收知识和经验。我曾问她：你累吗？她淡淡地笑了，怎么会不累呢？但她又说医护工作者是一份神圣的职业。绍华还告诉我，她从事临床一线护理工作 11 年的人生感悟是：健康最重要，是钱买不来的。现在她又多了一个感悟：生孩子这件事，准父母们要有充分的准备，以积极的心态面对分娩。 　　**阅读绍华的故事后，说说你有什么启发。**

实训项目 4-3-2　婴幼儿手指操

请为一个正常的 6 个月婴儿幼儿进行手指操练习，包括操作前的准备、适宜的操作时间、操作过程。

一、手指操的意义

俗话说："十指连心""心灵手巧"。著名哲学家康德曾说："手是身体的大脑"，著名教育家苏霍姆林斯基也曾说："儿童的智慧在他的手指尖上"。对于婴幼儿来说，手指的活动，是大脑的体操。活动的是手，得到锻炼的是大脑。手的动作与人脑的发育有着极为密切和重要的关系，对语言、视觉、听觉、触觉等的发展也有极大的助益。

科学研究证明，只有使左脑和右脑得到均衡的发展，才能让大脑变得更加聪明。

做手指操可以增强注意力、记忆力，快速入静，开发弱势脑，平衡左右脑，缓解脑疲劳，增强脑力，提高统合能力，增强节奏感、韵律感，增强想象力、创造力、形象思维和抽象思维能力，增强空间感、方位感，提高大脑思维速度，培养数理逻辑智能，强身健体，预防疾病。

二、手指操的形式

婴幼儿手指操，是将儿歌、童谣、顺口溜等整合为易于被孩子们接受的语言内容，编成一套手指动作。

三、操作技能

1. 手指操歌谣：爸爸妈妈瞧一瞧

适宜年龄：0 ～ 6 个月。

练习时间：每天次数不限，每次 2 ～ 3 min。

练习方法：配合儿歌做动作。

（1）爸爸瞧：左手从背后伸出，张开手指挥动。

（2）妈妈看：右手从背后伸出，张开手指挥动。

（3）宝宝的小手真好看：双手一起摇动。

（4）爸爸瞧：闭合左手，往背后收。

（5）妈妈看：闭合右手，往背后收。

（6）宝宝的小手看不见：双手都放在背后了。

（7）爸爸妈妈快来看：双手需放在背后不动。

（8）宝宝的小手又出现：双手从背后再拿出来。

（9）爸爸妈妈瞧一瞧。

提示：在做这个手指操的时候，育婴员要鼓励婴儿伸出手。

2. 手指操歌谣：手指宝宝睡觉了

适宜年龄：7 ～ 12 个月。

练习时间：每天次数不限，每次 3 ～ 5 min。

练习方法：配合儿歌做动作。

（1）大拇哥：婴儿两只手握拳伸出拇指。

（2）二拇弟：伸出食指。

（3）三姐姐：伸出中指。

（4）四兄弟：伸出无名指。

（5）小妞妞：伸出小拇指。

（6）手指宝宝睡觉了：婴儿双手握拳。

提示：如果婴儿自己无法自如地伸出手指，育婴员要耐心帮助婴儿完成这些动作，做操时语气、动作都要轻柔，若婴儿感到不舒服，就不要强迫完成。

3. 手指操歌谣：一二三四五

适宜年龄：12 ～ 18 个月。

练习时间：每天次数不限，每次 5 ～ 10 min。

Ⅱ．知识链接

练习方法：配合儿歌做动作。

（1）一根手指点点点：一根手指点点鼻子。

（2）两根手指敲敲敲：两根手指在手指上轻敲。

（3）三根手指捏捏捏：三根手指在身上轻捏。

（4）四根手指挠挠挠：四根手指在身上轻挠。

（5）五根手指拍拍拍：两只手掌对拍。

Ⅲ．实训目标

素养目标	知识目标	技能目标
1. 具有临床评判性思维 2. 具有爱心、耐心、责任心 3. 具有团队协作意识	1. 描述婴幼儿手指操的优点 2. 描述婴幼儿手指操的注意事项	能带婴幼儿做手指操练习

Ⅳ．实训任务分析

重点	难点
1. 手指操的优点 2. 手指操的注意事项	手指操过程中的关怀

Ⅴ．实训流程

步骤		操作说明及注意事项	素养提升
操作前准备	环境准备		可以在室内，也可以在室外
	物品准备		根据手指操内容选择音乐、儿歌，准备相应的道具

（准备用物时，要细心、全面）

Ⅴ.实训流程			
步骤		操作说明及注意事项	素养提升
操作前准备	操作人员准备	母婴护理人员除去手上饰品，洗净双手，并使双手温暖	准备用物时，要细心、全面
	婴幼儿准备	不宜太饱或者太饿，情绪稳定最好在沐浴后或睡觉前进行 婴幼儿在安静状态下进行	
操作过程	两只手掌对拍	指导婴幼儿把两只手伸出来，进行拍手练习	如果婴幼儿自己无法自如地伸出手指，要耐心帮助婴幼儿完成这些动作。做操时语气、动作都要轻柔，婴幼儿感到不舒服就不要强迫其完成
	伸手	伸出左右手，摆动	
	指右眼	右手握拳，伸出食指指向右侧眼睛	

Ⅴ．实训流程		
步骤	操作说明及注意事项	素养提升
操作过程 指左眼		左手握拳，伸出食指指向左侧眼睛
指双眼		两手食指同时指向两只眼睛
操作后整理	帮助婴幼儿安置好卧位	所用物品清理，摆放整齐　让婴幼儿休息

注：本手指操可以重复句式，指向不同部位，如鼻子、嘴巴等。

Ⅵ．实训视频
手指操

Ⅶ．考核评价
个人评价
小组评价

续表

Ⅶ．考核评价
<div align="center">组间评价</div>
<div align="center">学校教师评价</div>

Ⅷ．实训反思
1. 操作中与婴幼儿沟通要点有哪些？ 2. 操作中如何保障婴幼儿的安全？

Ⅸ．拓展学习
请阅读下列一段文字，为 12 个月宝宝设计手指操动作和歌谣。 婴幼儿手指操分三个阶段，手指屈伸、手腕屈伸，再到指腕配合的拍手等。 最简单的手指操，1 ～ 3 个月，轻轻触摸小手，从手掌到指尖，柔软的伸展每一个手指，训练孩子握住你的食指，抽出来，放进去。4 ～ 6 个月，主要锻炼拇指和四个手指的伸展运动，还有手腕的屈伸运动。7 ～ 12 个月，做恭喜的动作，虫虫飞，拍手欢迎，单手再见等。 婴幼儿手指操简单易学，能够帮助孩子活动十指，使孩子的手指更加灵活，最重要的是，手指操对孩子的智力开发有非常显著的效果。根据大量的科学实验，做手指操累积达到 20 小时后，阅读速度会提高 1 倍。 大脑对身体的操控是交叉的，左侧身体受右脑支配，右侧身体受左脑支配，当双手同时动起来时，左右脑也会同时运用起来。当双手配合着同时做某些动作时，左右大脑同时运作，有助于左右脑的开发，对孩子的记忆力、空间想象力，以及提升阅读速度等都有很大帮助。

实训项目 4-3-3 婴儿被动操

Ⅰ. 实训任务导入

请为一个正常的 4 个月婴儿实施被动操。

Ⅱ. 知识链接

一、被动操概述

婴儿被动操是在家长或者育婴师的帮助下对婴儿进行身体活动的体操，适用于 4～6 个月的婴儿。

二、婴儿操分类

婴儿操是促进婴儿动作发展的一个好方法，它分为婴儿被动操和婴儿主动操，前者适用于 1～6 个月的婴儿，后者适用于 6～12 个月的婴儿。婴儿在 1 个月后长期坚持每天做婴儿操，不但可以增强孩子的生理机能，提高孩子对外界自然环境的适应能力，促进孩子动作发展，使婴儿的动作变得更加灵敏，肌肉更发达，同时也可促进孩子神经、心理的发展；长期坚持做婴儿操，可使婴儿初步的、无意的、无秩序的动作，逐步形成和发展分化为有目的的协调动作，为思维能力打下基础（做操时伴有音乐，让婴儿接触多维空间，促进左右大脑平衡发展，从而促进婴儿的智力发育）。

三、被动操功能

（1）可以促进婴儿的动作发育，提高婴儿对外界的适应能力；
（2）如果做的时候多与婴儿说说话、多做表情互动，还能增进亲子感情、促进语言开发能力；
（3）父母在给婴儿做操的过程中，还能发现婴儿有没有肌张力异常。

四、被动操注意事项

（1）婴儿参加体智训练应在喂奶 1 h 后进行，避免训练中吐奶；
（2）婴儿锻炼时应穿着宽松舒适的衣裤；
（3）做操时间尽量安排在婴儿清醒，情绪好时；
（4）做操前拥抱、亲亲婴儿；
（5）爸爸、妈妈尽量和婴儿一起锻炼，增进彼此感情；
（6）每天做 1～2 次，循序渐进；
（7）做操时注意动作轻柔，让婴儿有舒适感；
（8）应灵活掌握，逐渐完善。

Ⅲ. 实训目标

素养目标	知识目标	技能目标
1. 具有临床评判性思维 2. 具有爱心、耐心、责任心 3. 具有团队协作意识	1. 描述婴儿被动操的功能 2. 描述婴儿被动操的注意事项	能指导产妇为婴儿实施正确的被动操

Ⅳ. 实训任务分析

重点	难点
1. 婴儿被动操的优点 2. 婴儿被动操的注意事项	婴儿被动操的实施方法

Ⅴ．实训流程			
步骤		操作说明及注意事项	素养提升
操作前准备	环境准备		关闭门窗，光线明亮，室内温度在 24～28 ℃，湿度 55%～60%，空气清新、爽洁，环境舒适
	物品准备		准备婴儿模型、轻音乐、润肤等
	婴儿准备		给婴儿更换尿布
操作过程	扩胸运动		1.婴儿仰卧，护理人员站在婴儿足后位置 2.把拇指放在婴儿掌心让婴儿握住，然后轻轻握住婴儿双手向前交叉

素养提升（合并单元格）：准备用物时，要细心、全面，做操作时要使婴儿在轻松愉快的情绪中完成体操

关注婴儿的反应，动作轻柔

Ⅴ. 实训流程			
步骤		操作说明及注意事项	素养提升
操作过程	扩胸运动	 3. 慢慢打开，还原到大手握小手状态。重复4个八拍	
	屈肘运动	 1. 将婴儿右侧小臂轻轻向上弯曲，使小手尽量接近耳旁，将右侧小臂伸直还原 2. 将婴儿左侧小臂轻轻向上弯曲，然后还原。左右轮换4个八拍	关注婴儿的反应，动作轻柔
	肩关节运动	 1. 握住婴儿右手，把胳膊拉直，以婴儿的肩关节为轴心，贴近婴儿身体，由内向外环形旋转肩部一圈，还原	

V.实训流程			
步骤		操作说明及注意事项	素养提升
操作过程	肩关节运动	2. 握住婴儿左手，把胳膊拉直，以婴儿的肩关节为轴心，贴近婴儿身体，由内向外环形旋转肩部一圈，还原	关注婴儿的反应，动作轻柔
	上举运动	1. 婴儿双臂向体侧外平展，与身体成90°，使上肢与躯干呈"十"字形。双手向前平伸，掌心相对 2. 以肩关节为轴心，双手上举婴儿双臂过头顶，掌心向上，还原至身体两侧。重复4个八拍	动作轻柔，关注婴儿的情绪
	抬臀运动	双手握住婴儿膝盖，待婴儿双腿伸直并拢，慢慢上举至90°，慢慢还原。重复4个八拍	

Ⅴ．实训流程			
步骤		操作说明及注意事项	素养提升
操作过程	屈膝运动	婴儿仰卧，双腿伸直放平。先弯曲婴儿右腿，使婴儿大腿尽量贴近腹部，还原，伸直右腿。左腿重复动作。重复4个八拍	动作轻柔，关注婴儿的情绪
	踝关节运动	1. 操作者左手托住婴儿右脚踝骨，右手握住婴儿右足前掌，将婴儿的脚尖向上屈收踝关节，脚尖向下伸展踝关节 2. 换左脚，做同样动作。重复4个八拍	
	侧身运动	双臂屈曲放在胸腹前，护理人员左手轻轻握住婴儿双手，放在婴儿胸前，右手扶在婴儿左肩	
操作后	整理用物	整理用具、衣服，将婴儿模型放回原处	爱惜用物、热爱劳动

续表

VI．实训视频
 婴儿被动操
VII．考核评价
个人评价
小组评价
组间评价
学校教师评价
VIII．实训反思
1.操作中与婴儿的肢体语言沟通有哪些？ 2.拟出操作流程的思维导图。 3.遇到婴儿哭闹，护士应该如何进行处理？

Ⅸ．拓展学习

请阅读下列故事，并思考。

从宝宝来到这个世界的那一刻起，新手妈妈欣悦的生活便被幸福与忙碌填满。初为人母的她，面对这个小小的生命，满心都是爱意与小心翼翼。在月子里，医生上门检查时，传授给欣悦婴儿被动操的知识，告诉她这不仅能促进宝宝动作发育，更是一段无比珍贵的亲子互动时光。

欣悦牢牢记住了医生的话，回家后迫不及待地在网上搜索了许多详细的被动操视频，认真学习每一个动作。第一次给宝宝做被动操时，宝宝显得有些不适应，小身子扭来扭去，不太配合。欣悦心里有些着急，但她努力让自己镇定下来，轻声细语地和宝宝说话，哄着他。她选择在宝宝心情好的时候，比如刚吃完奶半小时，或是睡醒后，每次都耐心地哄着宝宝，争取能多做几个小动作。

随着时间的推移，宝宝渐渐习惯了被动操。三个月大的时候，他开始喜欢上这个特别的互动。每当欣悦帮他抖小脚小腿，宝宝就会开心地笑出声，那纯真的笑容仿佛是世上最温暖的阳光，瞬间驱散了欣悦所有的疲惫。宝宝最喜欢的动作，就是平躺在小床上，欣悦双手握住他的两条小腿，交替帮他伸展膝关节，就像在骑脚踏车。每次做这个动作，宝宝都兴奋不已，咯咯的笑声回荡在房间里。

为了让被动操更加有趣，欣悦还特意挑选了一些欢快的儿歌，比如《两只老虎》《拔萝卜》。当熟悉的旋律响起，宝宝的眼睛里闪烁着光芒，似乎在跟着节奏舞动。在轻快的音乐中，欣悦一边唱着儿歌，一边带着宝宝做动作，原本单调的被动操变成了欢乐的互动。

日复一日，欣悦坚持给宝宝做被动操。在这个过程中，她见证了宝宝的成长与变化。宝宝的动作越来越灵活，三个月时就能自己翻身，六个月能稳稳地坐立，走路也比同龄孩子早一些。更重要的是，通过每天的亲密接触，欣悦和宝宝之间建立起了深厚的情感。每一个微笑、每一次回应，都让欣悦感受到为人母的幸福与满足。

通过这个故事，说说作为一名助产士，为宝宝做婴儿被动操时应该坚持哪些素养。

参 考 文 献

[1] 刘兴会，贺晶，漆洪波．助产 [M].北京：人民卫生出版社，2018.

[2] 中华预防医学会妇女保健分会．产后保健服务指南 [J].中国妇幼健康研究，2021（6）：767-781.

[3] 中国妇幼保健协会助产士分会．会阴切开及会阴裂伤修复技术与缝合材料选择指南（2019）[J].中国护理管理，2019（3）：453-456.

[4] 中国妇幼保健协会助产士分会．正常分娩临床实践指南 [J].中华围产医学杂志，2020（6）：371-375.

[5] 中华医学会儿科学分会儿童保健学组，中华医学会围产医学分会，中国营养学会妇幼营养分会，等．母乳喂养促进策略指南（2018 版）[J].中华儿科杂志，2018，56（4）：261-266.